STORM/NAGEL/ULRICH/ZERTH (HRSG.)

In Erinnerung an Herbert Rebscher

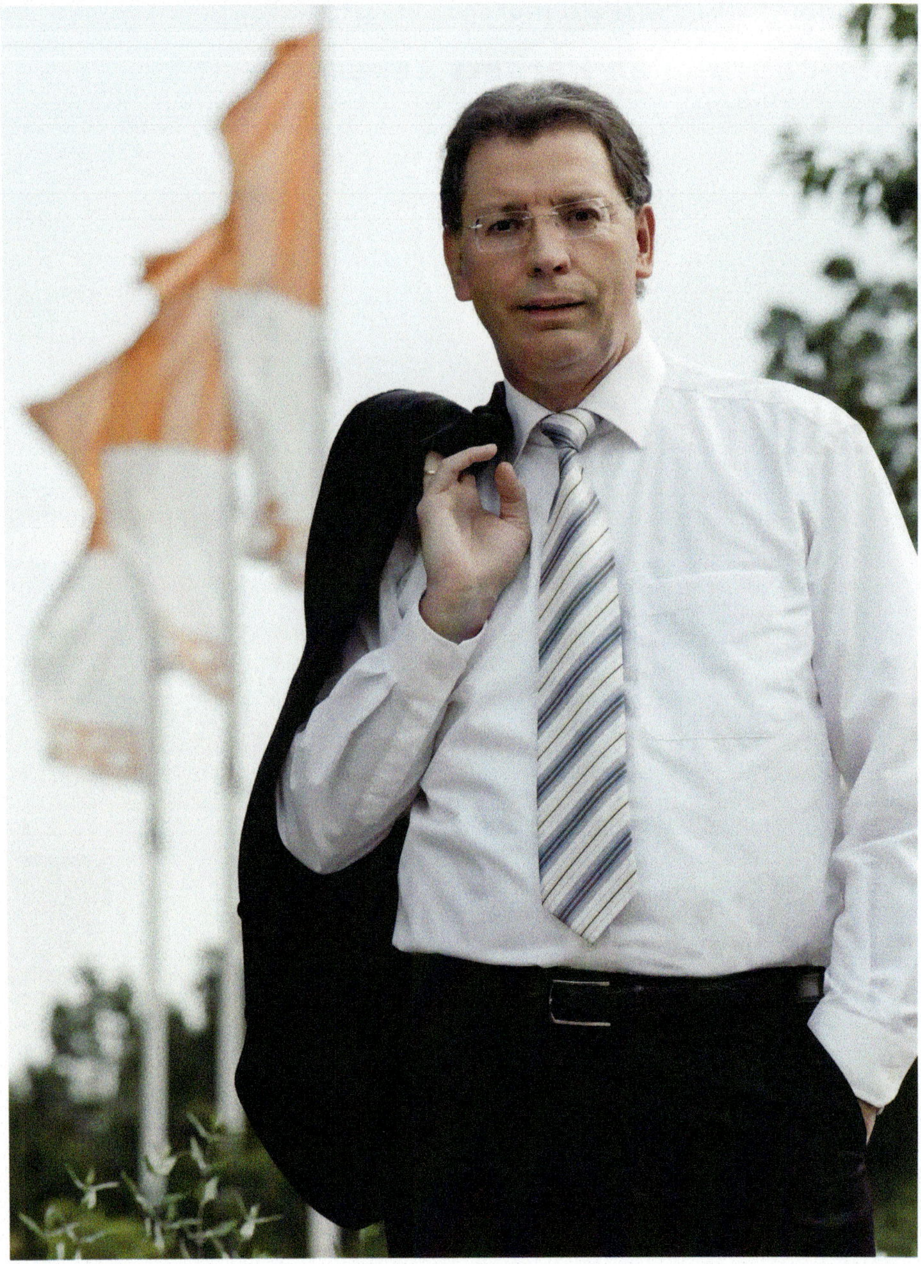

In Erinnerung an Herbert Rebscher

Herausgeber:
Andreas Storm, Vorsitzender des Vorstands der DAK-Gesundheit
DAK-Gesundheit
Nagelsweg 27–31, D-20097 Hamburg

Prof. Dr. Dr. med. habil. Dr. phil. Dr. theol. h. c. Eckhard Nagel
Universität Bayreuth
Institut für Medizinmanagement und Gesundheitswissenschaften
Pireserstr. 2, 95444 Bayreuth

Prof. Dr. Volker Ulrich
Universität Bayreuth
Lehrstuhlinhaber der Rechts- und Wirtschaftswissenschaftlichen Fakultät
Lehrstuhl für Volkswirtschaftslehre III – Finanzwissenschaft
Universitätsstr. 30, 95447 Bayreuth

Prof. Dr. Jürgen Zerth
Katholische Universität Eichstätt/Ingolstadt
Professur für Management in Einrichtungen des Sozial-
und Gesundheitswesens
Ostenstr. 26, 85072 Eichstätt

Hamburg/Bayreuth
Juni 2025

Bibliografische Informationen der Deutschen Nationalbibliothek
Die Deutsche Nationalbibliothek verzeichnet diese Publikation in der Deutschen Nationalbibliografie; detaillierte bibliografische Daten sind im Internet über http://dnb.d-nb.de abrufbar.

Bei der Herstellung des Werkes haben wir uns zukunftsbewusst für umweltverträgliche und wiederverwertbare Materialien entschieden. Der Inhalt ist auf elementar chlorfreiem Papier gedruckt.

Alte Eppelheimer Str. 42/1
69115 Heidelberg
E-Mail: info@medhochzwei-verlag.de
Web: www.medhochzwei-verlag.de
Informationen zur Produktsicherheit finden Sie unter
www.medhochzwei-verlag.de/Produktsicherheit

medhochzwei

ISBN 978-3-98800-162-7

Titelbild: © DAK-Gesundheit
Titelbildgestaltung: LSL – Litho Service Lübeck
Satz: Strassner ComputerSatz, Heidelberg
Druck: mediaprint solutions GmbH, Eggertstraße 28, 33100 Paderborn
Printed in Germany
A001

Vorwort der Herausgeber

Dieser Gedenkband ist Herbert Rebscher gewidmet, in dankbarer Erinnerung an seine Verdienste um die sozialen Sicherungssysteme in Deutschland. Sein plötzlicher Tod am 23. März 2024 hat uns alle tief getroffen.

Es ist den Herausgebern ein persönliches Anliegen, Herbert Rebscher nicht nur als klugen Kopf, anerkannten Gesundheitsökonomen, intellektuellen Streiter für den besseren Weg in der Gesundheitsversorgung und engagierte Führungspersönlichkeit zu würdigen, sondern in diesem Gedenkband an ihn als Mensch zu erinnern. Ehemalige Kolleginnen und Kollegen, Weggefährten und Freunde haben in kurzen Beiträgen ihre persönlichen Erinnerungen an Herbert Rebscher niedergeschrieben und insbesondere für diesen Personenkreis ist dieser Gedenkband auch verfasst.

Aufgefordert, die primären Orientierungsfundamente von Herbert Rebscher für seine Arbeit im deutschen Gesundheitswesen zu beschreiben, würden wir die drei Begriffe Ökonomie, Ordnungspolitik und gute medizinische Versorgung benennen. Wobei sich die drei Werte in ihrem Ziel immer auf eine gute medizinische Versorgung für alle Versicherten in der Gesetzlichen Krankenversicherung kulminierten.

Als Gesundheitsökonom, als Vorsitzender des Vorstands der DAK-Gesundheit, ja als Mensch begriff er im Sinne von Heraklit, die Welt als Kontinuum in der alles fließt. Herbert Rebscher hat sich diesem Fluss der Veränderung nie entgegengestellt, oder ihn gar einzudämmen versucht. Er begriff Wandel stets als Chance, nicht primär als Risiko und er hat seine Stärke darin gesehen, diesen Wandel zu gestalten. Er hatte stets den Mut Position zu beziehen, präzise seine Position darzulegen und sich ggf. von Dialogpartnerinnen und -partnern klar abzugrenzen. Dabei zeigte er Beharrlichkeit und Überzeugungskraft. Mit seiner jovialen Art gelang es ihm dabei jedoch nahezu immer, Menschen für sich zu gewinnen.

Er konnte Menschen auch im Konflikt wertschätzen und erwies sich im Streit als Philanthrop.

Nicht alle Facetten seines vielfältigen Schaffens können durch die nachfolgenden Beiträge beleuchtet werden. Dazu ist seine Lebensleistung zu umfangreich. Wir freuen uns jedoch, dass sich wichtige Weggefährten, ehemalige Kolleginnen und Kollegen, Freunde und Bekannte bereit erklärt haben, mit ganz persönlichen Blitzlichtern den Menschen Herbert Rebscher und seine Persönlichkeit vor unser geistiges Auge zu rücken.

Unser Dank gilt allen, die für diesen Band ihre persönlichen und oft berührenden Erinnerungen beigetragen haben.

Hamburg/Bayreuth im Juni 2025

Die Herausgeber

Andreas Storm
Prof. Dr. Eckhard Nagel
Prof. Dr. Volker Ulrich
Prof. Dr. Jürgen Zerth

Inhaltsverzeichnis

LEBENSLINIE

04.06.1954
geboren in Bad
König Odenwald

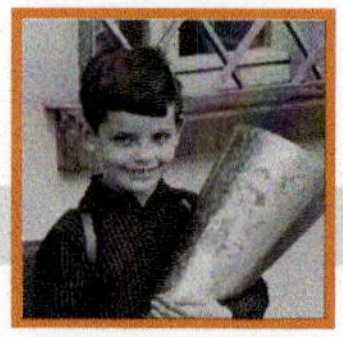

1961–1965
Grundschule
Bad König

1965–1973
Gymnasium
Michelstadt

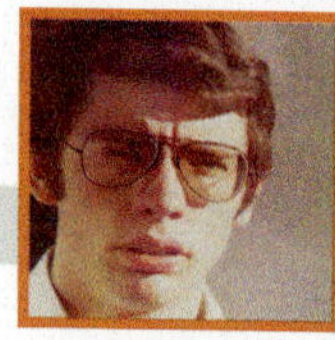

1973
Abitur

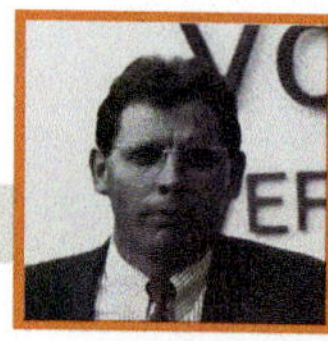

1992–1995
Geschäftsführun
des VdAK / AEV

1996-2003
Vorsitzender
des Vorstandes
des VdAK / AEV

2000
Verleihung des
Bundesver-
dienstkreuzes
am Band

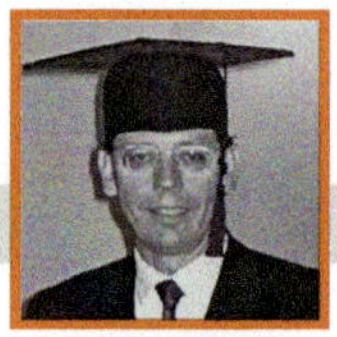

2003
Verleihung
der Doktorwürde
der Wirtschafts-
und Sozial-
wissenschaften
(Dr. rer. pol. h.c.)

2003
Umzug aus dem
Rheinland nach
Hesedorf in
Niedersachsen

2003–2005
Vorstandsmitglied
der DAK

2004
Bestellung zum
Honorarprofessor
in Gesundheits-
ökonomie an
der Universität
Bayreuth

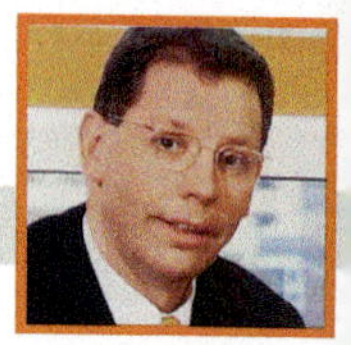

2005–2016
Vorsitzender
des Vorstandes
der DAK

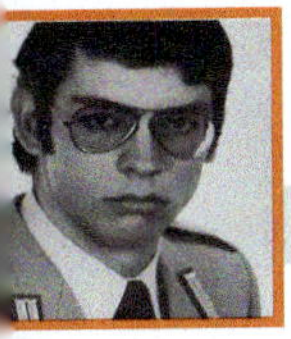

973–1974
ntritt in die
ndeswehr als
zieranwärter –
ndausbildung

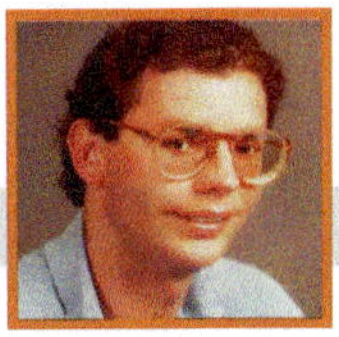

1974–1977
Studium der
Wirtschafts- und
Organisations-
wissenschaften
an der Universität
der Bundeswehr
in München

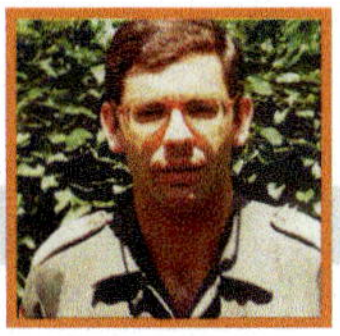

1977–1985
Bundeswehr-
laufbahn bis
Hauptmann

1985–1987
Referatsleiter
Grundsatzfragen
im VdAK / AEV
in Siegburg

987-1992
chäftsführung
edizinischer
Dienst der
zenverbände
in Essen

1989
Geburt der
Tochter
Nina

1988
Geburt des
Sohnes
Tom

1987
Heirat

2016
eburt des
sten Enkels

2017
Geburt des
zweiten Enkels

2017
Gründung des
Instituts für
Gesundheits-
ökonomie und
Versorgungs-
forschung
(IGVresearch)

2017–2024
Leiter des
Instituts für
Gesundheits-
ökonomie und
Versorgungs-
forschung
(IGVresearch)

23.03.2024
verstorben
in Rotenburg
(Wümme)
im Alter von
69 Jahren

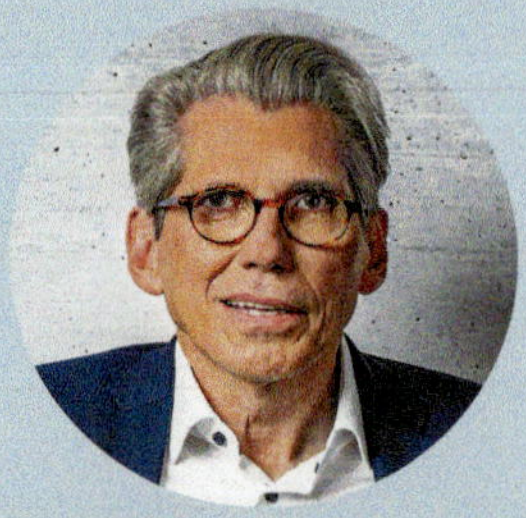

Herbert Rebscher – Ein besonderer Mensch und persönlicher Freund

Andreas Storm

Vorsitzender des Vorstands der DAK-Gesundheit

Herbert Rebscher war ein ganz besonderer Mensch. Ob als Vorstandsvorsitzender, als Gesundheitsökonom oder als persönlicher Freund – Begegnungen mit ihm waren in besonderer Weise prägend und bereichernd. Dafür bin ich sehr dankbar.

Meine ersten intensiveren Begegnungen mit Herbert Rebscher fanden im Vorfeld der Verhandlungen zur Gesundheitsreform 2003 statt, an denen ich als Vorsitzender der AG „Gesundheit und soziale Sicherung" der CDU/CSU-Bundestagsfraktion beteiligt war. Dabei hat er mir in der ihm eigenen inhaltlichen Schärfe und Leidenschaft die Notwendigkeit zur Schaffung einer „Solidarischen Wettbewerbsordnung" als Voraussetzung für einen funktionsfähigen Kassenwettbewerb aufgezeigt. Leider haben uns die Gesundheitsreformen der letzten beiden Jahrzehnte diesem Leitbild nicht wirklich nähergebracht.

Im Vorfeld der Bundestagswahl 2013 sowie bei den anschließenden Koalitionsverhandlungen haben wir beide leidenschaftlich für die Abschaffung der „Kleinen Kopfpauschale" (8-Euro-Prämie) und die Einführung des prozentualen Zusatzbeitrages gekämpft. Herbert Rebscher lieferte mir dazu empirische Analysen, die ich als Saarländischer Gesundheitsminister sehr gut bei der Vorbereitung der Verhandlungen zur Regierungsbildung mit einbringen konnte. Am Ende waren unsere Bemühungen von Erfolg gekrönt.

Herbert Rebscher ebnete im Jahr 2015 in zahlreichen Kontakten mit Hans Bender, dem damaligen Vorsitzenden des Verwaltungsrates, sowie mit Horst Zöller, seinem Stellvertreter, meinen Weg zur DAK-Gesundheit. Die intensivste Phase der Zusammenarbeit fand im zweiten Halbjahr 2016 statt. Dabei hatte ich in der Nachfolge von Claus Moldenhauer für sechs Monate die Stellvertretung von Herbert Rebscher im Vorstandsvorsitz inne. Legendär war im Herbst 2016 unsere gemeinsame „Tournee" mit zweitägigen Veranstaltungen mit Mitarbeitenden verschiedener Dienststellen der DAK-Gesundheit in den verschiedenen Regionen unseres Landes. Am ersten Tag verabschiedete sich Herbert Rebscher von den Beschäftigten, am zweiten Tag stellte ich meine Agenda für die Zukunft vor. Die Abendveranstaltungen mit der symbolischen Übergabe des Staffelstabes durch Herbert Rebscher an mich, waren dabei immer ein ganz besonderes Erlebnis, das sicher sehr vielen Kolleginnen und Kollegen noch heute in bester Erinnerung ist.

Nach dem Ausscheiden von Herbert Rebscher aus der aktiven Vorstandstätigkeit hatte ich ihn gebeten, den Vorsitz unseres Medizinisch-Wissenschaftlichen Beirats zu übernehmen. Damit konnte er seiner großen Leidenschaft – der Versorgungsforschung – noch viele Jahre mit großem Engagement und Freude nachgehen. Die Sitzungen waren sicher für alle Teilnehmenden nicht nur in wissenschaftlicher Hinsicht immer wieder ein prägendes Erlebnis.

Nicht unerwähnt bleiben sollen auch unsere jährlichen Treffen der „drei Musketiere": Herbert Rebscher und ich trafen uns seit 2016 regelmäßig mit dem Grand Seigneur der deutschen Sozialpolitik, dem ehemaligen und leider im Jahr 2020 ebenfalls zu früh verstorbenen Norbert Blüm.

Bei rheinischer Hausmannskost und einem guten Tropfen edlen Weins lebten die „guten alten Zeiten“ im Sinne der katholischen Soziallehre für wenige Stunden wieder auf.

Mit dem herannahenden 70. Geburtstag wollte Herbert Rebscher eine persönliche Zäsur vornehmen: weniger berufliche und wissenschaftliche Verpflichtungen, Vorfahrt für die Familie! In diesem Sinne beabsichtigte er auch, den Vorsitz des Medizinisch-Wissenschaftlichen Beirats zum Jahresende 2024 niederzulegen. Unvergessen bleibt seine Reaktion auf meine Frage an ihn, ob wir das Angebot des Ersten Bürgermeisters der Freien und Hansestadt Hamburg für einen Senatsempfang anlässlich des 250. Jubiläums der DAK-Gesundheit im Hamburger Rathaus am 4. Juni 2024 annehmen können. Immerhin wäre dieser Tag ja sein 70. Geburtstag gewesen. Herberts Antwort: „Das finde ich klasse, denn ich will ohnehin erst am Wochenende danach feiern! Da kommt mir der Senatsempfang an meinem Geburtstag gerade recht!“

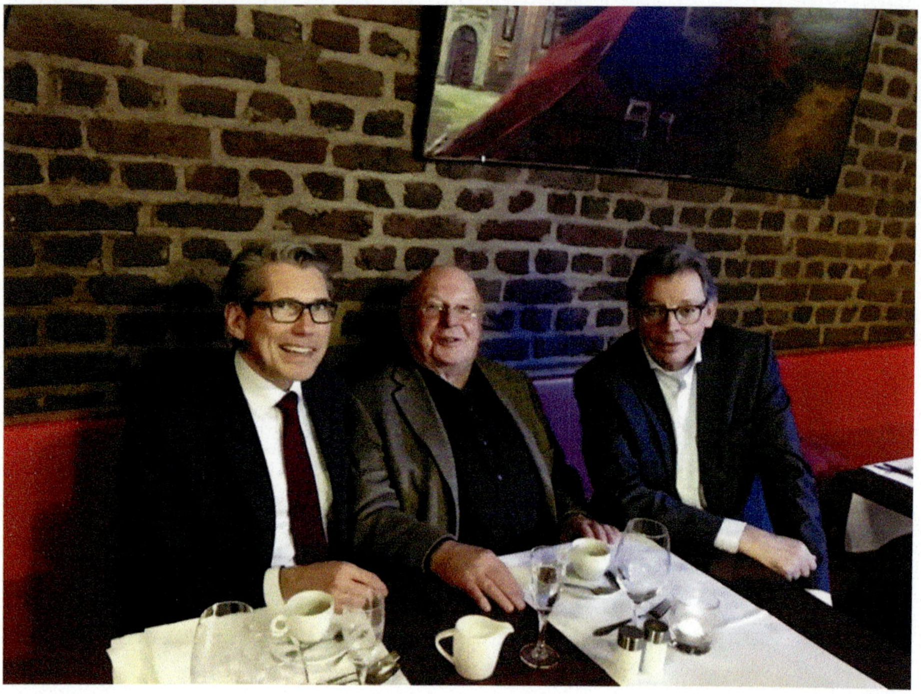

Leider konnte Herbert Rebscher den Senatsempfang nicht mehr erleben. Er ist viel zu früh von uns gegangen. Er hinterlässt große Spuren – nicht nur in der DAK-Gesundheit. Er war eine der großen und prägenden Persönlichkeiten des deutschen Gesundheitswesens. Aber vor allem war Herbert Rebscher eines: ein ganz besonderer und verlässlicher Freund! Herbert, Du fehlst uns sehr!

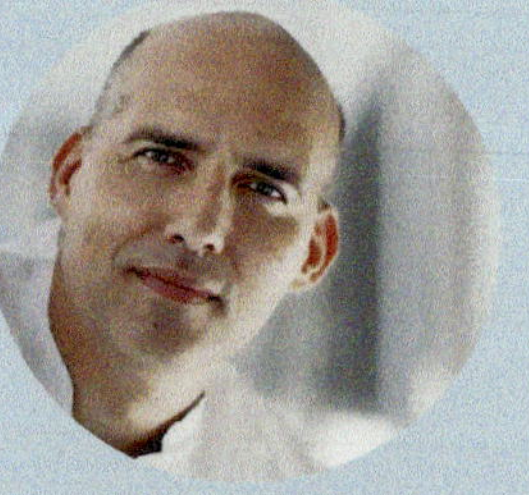

Das Wasser des Lebens in die Krüge des Handelns füllen: Gedanken zum Gedenken – an Univ.-Prof. Dr. rer. pol. h. c. Herbert Rebscher

Prof. Dr. Dr. med. habil. Dr. phil. Dr. theol. h. c. Eckhard Nagel

Universität Bayreuth, Institut für Medizinmanagement und Gesundheitswissenschaften

Es ist so ein bisschen wie mit der Deutschen Einheit: Den 9. November 1989 erinnern wir in unserer Generation mit Ort und Umstand bezüglich der Wahrnehmung des bis dahin Unfassbaren. Das wird mit dem Moment, an dem ich die Nachricht von Herbert Rebschers plötzlichem Tod am 23. März 2024 gehört habe, wohl auch so bleiben: Ungläubigkeit über die Wege, die das Schicksal bestimmt. Und in dieser aufwühlenden Erinnerung bleibst Du nun, lieber Herbert, obwohl unsere Begegnungen, die Gespräche, Diskussionen oder gemeinsamen Projekte eigentlich immer ganz unaufgeregt, reflektiert, vorausschauend und strategisch zielorientiert daherkamen.

In eben dieser Form habe ich Deine Art Deinen Lebensweg zur planen und zu gehen immer gesehen: angetrieben von dem Wunsch, Menschen zu helfen, die sich durch schwere persönliche Belastungen nicht ohne die Solidarität der Gemeinschaft eine eigene Perspektive erarbeiten konnten, hast Du zu den Wegbereitern des Fundaments einer auf Subsidiarität und Solidarität basierenden Krankenversicherung gehört, die unser Land zu einem der im Gesundheitswesen fortschrittlichsten weltweit gemacht hat – trotz aller früheren oder aktuellen Unkenrufe. Du hast dabei die Betroffenen immer im Auge gehabt, hast Dich ihrer angenommen, bist mit Ihnen als außergewöhnlich begabter Ökonom und später erfahrener Manager gemeinsame Wege gegangen – im Sinne des römischen Philosophen Seneca, der in der Gesellschaft den für die Gesundheit Verantwortlichen nur dann als respektabel ansah, wenn er sich dem Betroffenen als Freund offenbarte.

Wenn ich in diesem Sinne an gemeinsame Begegnungen denke, dann tue ich das in gewisser Weise als Konglomerat:

- als ein Lernender, der auf seinen ersten vorsichtigen Schritten in das Feld der Gesundheitsökonomie mit Zweifeln beladen auf Kongressbesuchen Anfang der 1990er Jahre dem „Streiter für die Sache" aufmerksam zuhörte,

- dessen Wahrnehmung für den um die Grundsätze Ringenden geschärft wurde, als Du die solidarische Wettbewerbsordnung vorstelltest und ich respektieren lernte, dass Wettbewerb im Gesundheitswesen nicht prinzipiell auf Kosten der Patientinnen und Patienten gelebt werden muss,

- als Mitglied des Deutschen Ethikrates, der in Dir einen klugen Denker in der Welt des Gesundheitswesens gefunden hatte, mit dem nicht nur wichtige grundlegende Fragestellungen der modernen medizinischen Entwicklung mit der Vereinbarkeit für unser aller Lebensrealität im Sinne einer Wertorientierung diskutiert werden konnten, sondern mit dem besonders auch historische Kontexte unter dem Satz: „Schauen wir genau hin – das meiste ist bereits einmal gedacht worden" mit in die Betrachtungen hinzutraten,

- als Mitverantwortlicher für die Gesundheitsökonomie an der Universität Bayreuth, die durch Deine Bereitschaft als Lehrender und wissenschaftlich Publizierender eine Realitätsnähe bekommen hat, die Bayreuther Absolventinnen und Absolventen zu den fahnentragenden Vorreiterinnen und Vorreitern dieser seit 1999 in Deutschland neuen Disziplin werden ließen.

Herzlich, direkt und zugewandt, aufmerksam und bereit zum persönlichen Gespräch, wohlwollend und unverstellt – so erinnere ich die Atmosphäre unserer Begegnungen.

Ganz im Sinne des Verses von Tagore strahltest Du an den verschiedensten Orten Deines beeindruckenden beruflichen und persönlichen Werdegangs, besonders für die verschiedenen Generationen von Studierenden und Deinen Mentis, denen Du ein Vorbild geworden bist:

> « Ich schlief und träumte, das Leben wäre Freude.
> Ich erwachte und sah, das Leben war Pflicht.
> Ich handelte, und siehe, die Pflicht war Freude. »

Zur Pflicht, die Freude wurde, hast Du die Aufgaben an unserer Universität werden lassen, die Arbeit in „Deiner DAK", die Du mit Themen wie Qualität, Innovationen oder Anwältin für mittel- und langfristige Gesundheitsziele immer neu justiert hast, sowie die Suche nach einer „solidarischen Wettbewerbsordnung", ein Konzept, das nach Deiner Vorstellung einer überragenden sozialstaatlichen Logik entspringt.

Du hast mich bei allen Widerständen, die ich aufzubieten hatte, von der Priorisierung des „Risikos" in der und für die gesetzliche Krankenversicherung überzeugt und die Grundlagen definiert, die der Risikostrukturausgleich leisten muss. Du hast gekämpft für den diskriminierungsfreien Wechsel auch älterer und/oder kranker Versicherter zwischen Krankenkassen zu einem Zeitpunkt als das Wort bzw. die Wahrnehmung von Diskriminierung noch niemand so recht einzuordnen wußte. Dir war eine ökonomisch unproduktive Risikoselektion seitens der Versicherer ein Dorn im Auge, weil bei aller Überzeugung, dass der Markt eine enorme Bedeutung für wirtschaftliche Regelmechanismen besitzt, Du zu gebotener Vorsicht im Bereich des *konditionalen Gutes Gesundheit* aufgefordert hast. Und so erinnere ich mich nur allzu gerne daran, wie Du auf den kontroversen Diskussionsforen in den Hörsälen der RW Fakultät zwischen dem *Marktfetischisten* Peter Oberender und dem *Sozialromantiker* Eckhard Nagel stringent zu vermitteln wusstest.

Diese Kunst auf den Kompromiß hinzuweisen ohne die grundlegenden Überzeugungen aufzugeben hat Dich auf der politischen Bühne zu einem stets gehörten und um Rat gebetenen Mitstreiter werden lassen. Du bist dennoch nicht verstummt bei dem unermüdlich darauf hinweisen, dass die Politik es nach wie vor versäumt, in der Sozialgesetzgebung einen systematischen und wettbewerbstheoretischen Weg konsequent auszuformen.

Das Wasser des Lebens in die Krüge des Handelns, der Mitmenschlichkeit füllen – lass mich Dein Menschsein in Analogie zur neutestamentlichen Hochzeit von Kana - wie sie im Johannes Evangelium beschrieben wird – so zusammenfassen.

Dieses Handeln, diese Mitmenschlichkeit war Dir eine innere Pflicht und Freude: Dass diese nicht speziell für eine bestimmte Zeit gegeben sind, sondern immer wieder neu erworben werden müssen, war Dir als Teil einer der ersten Generationen der Nachkriegszeit sehr bewusst. Die Schrecken des Krieges haben für Deine Eltern und damit für Deine Kindheit eine prägende Rolle gespielt. Im Kollektiv ist es Dir gelungen daraus wichtige Lehren zu ziehen und eine tiefe Dankbarkeit im Hinblick auf das Geschenk, in Frieden leben und wirken zu können, zu empfinden. Das dabei eine demokratische, in ihren Grundzügen partizipative Gesellschaft der Garant für ein friedliches Zusammenleben ist, davon warst Du überzeugt und das hat in Dir ein besonders Fabel für Bürgerbewegungen begründet.

Mein lieber Herbert – es gäbe noch so viel zu erzählen über das, was Du für Deine Versicherten, für Deine Mitarbeitenden, für Deine Studierenden Eindrucksvolles geleistet hast, was Du die Menschen gelehrt hast, über Deine produktive Unruhe, über Deine Sorgen und Dein unablässiges Bemühen, die Welt auf dunkle Wolken und sonnige Täler hinzuweisen, über Deine Freude an der unverstellten Begegnung und der ehrlichen Debatte, über Dein zu tiefst verwurzelt sein in der Welt der Gesundheit und der Ökonomie.

Wir bleiben im Gespräch – und ich freue mich an den Bildern, z. B. des Köpfezusammensteckens während einer Debatte um ein neues Gesetz zur Verbesserung der Organspende.

Und an Deine Mahnung, dass wer mit der Liebe werben will, selbst schon sehr weit entwickelt sein muss: „Sind wir das?" – Deine Frage hat uns in den Weltenlauf verwickelt, begleitet auf dem Weg während eines unserer letzten Telefonate, in dem Du mit mir über Deine geplante Konzentration auf Familie, Freunde und Schrifttum ab dem nächsten Geburtstag gesprochen hast – damals in der Wahrnehmung des Wunders eines natürlichen Aufgehobenseins bei den Menschen, mit denen wir in Zuneigung verbunden sind – in Zukunft über die Wahrnehmung der Gottes Gegenwart in einem materiellen und in einem immateriellen Lebenszustand sowie in der Gewissheit, dass wir in allem stets auf Höheres angewiesen bleiben.

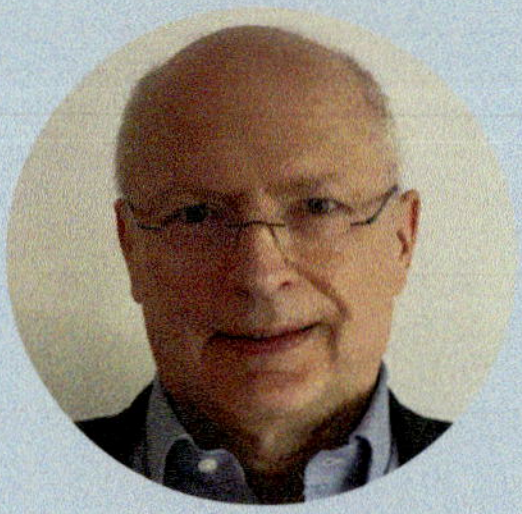

In Memoriam Prof. Dr. h. c. Herbert Rebscher

Prof. Dr. Volker Ulrich

Lehrstuhl Volkswirtschaftslehre III, insb. Finanzwissenschaft, Universität Bayreuth

Ich lernte Herbert Rebscher zu Beginn des Jahres 2004 kennen, als er auf Vorschlag von Peter Oberender zum Honorarprofessor für Gesundheitsökonomie an der Rechts- und Wirtschaftswissenschaftlichen Fakultät der Universität Bayreuth ernannt wurde. Er war von Anfang an eine ideale Berufung, vereinte er doch großes Engagement für die Bayreuther Studierenden mit einem enormen Fachwissen und sehr guter Vernetzung und hatte sich bereits umfassende Verdienste als langjähriger Vorstandsvorsitzender der DAK-Gesundheit erworben. Er war damals schon Vordenker und Streiter für Versorgungsfragen und einen solidarischen Wettbewerb in der gesetzlichen Krankenversicherung, ein Begriff, den er prägte. Seine Gradlinigkeit und sein gesundheitsökonomischer Kompass haben mich stets beeindruckt.

Mein erster Eindruck blieb bis zum Ende: Herbert war gewinnend, zugewandt, an Neuem interessiert, kenntnisreich und einem fachlichen Diskurs niemals abgeneigt. Wir trafen uns in Bayreuth, wenn er Veranstaltungen hielt; aber auch bei unserer Vorstandstätigkeit für das Frankfurter Forum oder bei der Deutsch-Schweizer Gesellschaft für

Gesundheitspolitik arbeiteten wir eng zusammen. In Berlin traf man ihn sowieso.

Aus den zunächst beruflichen Kontakten wurde eine persönliche Freundschaft, die auch unsere Ehefrauen miteinbezog. Das Foto zeigt uns bei einem gemeinsamen Abendessen in Bayreuth im Jahr 2018. Da Herbert zu seinen Lehrveranstaltungen meistens einen Tag früher anreiste, ergab sich regelmäßig die Möglichkeit zu einem Bayreuther Treffen mit intensiven Diskussionen und privaten Gesprächen.

Ich habe einmal gesagt, dass wir in unseren ökonomischen Bewertungen zu 90 % übereinstimmten. Bei unterschiedlichen Auffassungen kam Herbert anschließend zu mir und sagte, „Du meinst das doch nicht wirklich so, wie Du es gesagt hast?" Meine Antwort war dann stets: „Natürlich nicht, Du doch aber auch nicht". Dann ging es angeregt weiter.

Sein beruflicher Werdegang begann an der Universität der Bundeswehr in München. Hier studierte Herbert Wirtschafts- und Organisationswissenschaften. Mit Blick auf die Universität in Neubiberg fanden wir einige Parallelen. Auch ich war an der Bundeswehruniversität in München für ein Jahr beschäftigt und hatte 1996 eine Lehrstuhlvertretung, bevor es im Wissenschaftsbetrieb weiter ging.

Nach 12 Jahren Offizierslaufbahn bei der Bundeswehr ging er 1985 zum VdAK/AEV (heute vdek) und baute dort eine Grundsatzabteilung Politik auf. 1987 wechselte Herbert in die Geschäftsführung des Medizinischen Dienstes der gesetzlichen Krankenversicherung (heute MD Bund). 1992 zog es ihn wieder zum VdAK, wo er zunächst zum stellvertretenden Geschäftsführer und 1996 zum Vorstandsvorsitzenden des Verbandes berufen wurde. 2003 wechselte er in den Vorstand der DAK-Gesundheit und war von 2005 bis 2018 Vorstandsvorsitzender. Anschließend baute er das Institut für Gesundheitsökonomie und Versorgungsforschung (IGVresearch) auf.

Nun wollte Herbert nicht den Weg einiger Kollegen beschreiten und zu spät in Ruhestand gehen; zu früh sollte es allerdings auch nicht sein. Wir spöttelten oft, welches der richtige Zeitpunkt für einen Abschied sei. Das weiß keiner so genau, sein Abschied aber kam definitiv zu früh und viel zu plötzlich. Ich denke oft an seine Frau Gabi und seine Familie, ich vermisse Herbert sehr.

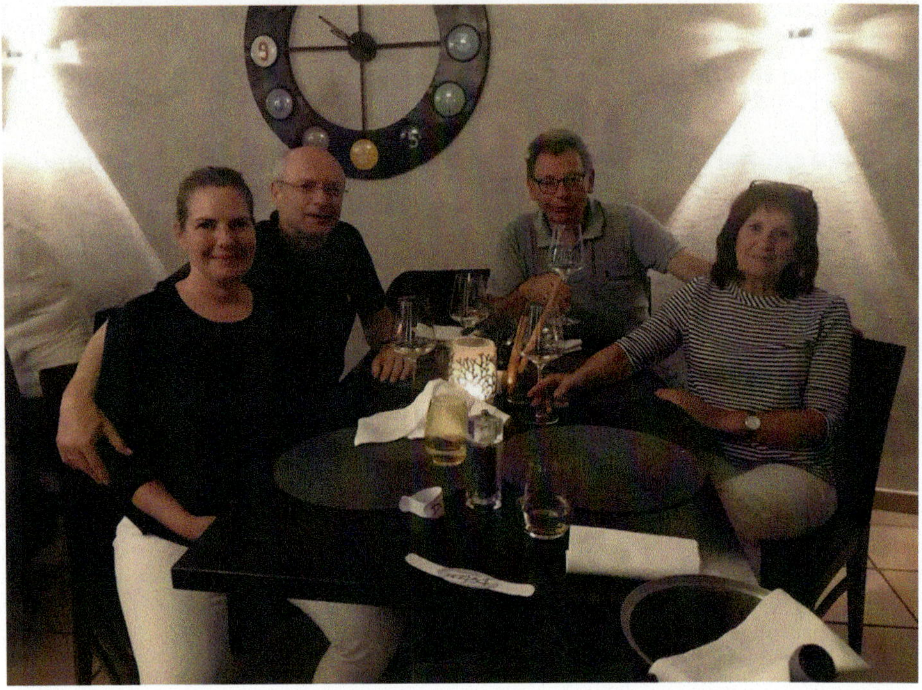

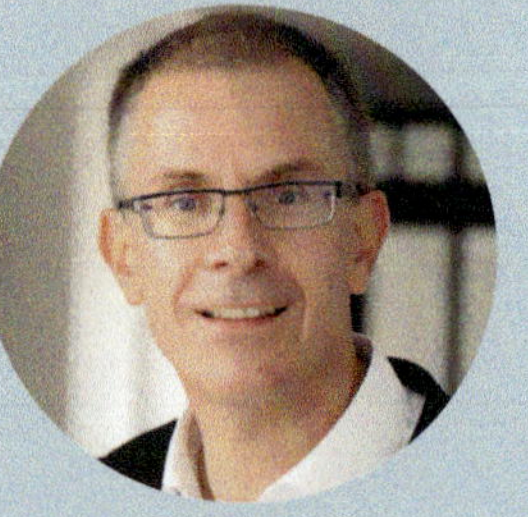

Ordnungspolitik, Werte und kluges Experimentieren – Herbert Rebscher, ein streitbarer Ordnungsökonom, der fehlt!

Prof. Dr. Jürgen Zerth

Katholische Universität Eichstätt/Ingolstadt

Es war im Jahr 2023 und ein gemeinsamer Herausgeberband stand an. Herbert Rebscher, Andreas Schmid und ich wollten uns der Frage widmen, welche Bedeutung Geschäftsmodelle in der Gesundheits- und Sozialwirtschaft haben können.

Im gemeinsamen Vorwort, des Anfang 2024 erschienen Bandes „Nutzen, Wert und Public Value"[1] haben wir versucht, das auf den ersten Blick „trockene" Thema mit einem mehr als inhaltlichen Impuls zu umreißen, nämlich mit der gemeinsamen geteilten Überzeugung, dass ein „Gerede über Ent-Ökonomisierung […] töricht [sei]" (S. VII), andererseits gerade Gesundheits- und Sozialmärkte ein Musterbeispiel dafür böten, dass es klug sei, ökonomische Anreiz- und Verantwortungsmodelle zielorientiert zu nutzen, gerade um auch soziale Teilhabe und Mitgestaltung zu ermöglichen. Unser Fazit war „[e]ine ‚Ent-Kommerzialisierung' [sei] dort

1 Rebscher, H.; Schmid, A.; Zerth, J. (Hrsg.): Nutzen, Wert und Public Value. Geschäftsmodelle in Gesundheits- und Sozialmärkten, medhochzwei Heidelberg 2024.

geboten, wo [das Zusammenspiel dieser] Zielsetzung[en] gefährdet wird" (S. VIII).

Herbert Rebscher war gerade dieser Punkt in der Einleitung sehr wichtig und in seinem Einstiegsbeitrag hat er genau den Punkt getroffen, wenn er schreibt: „Ziel [einer Gesundheitsversorgung] muss es sein, dass das Sorgemotiv gegenüber Patienten unabhängig von der Einbindung der Sorgenden [...], unabhängig von ihrer Einbindung in Träger und Finanzierungsstrukturen erhalten bleibt" (S. 14).[2] Gleichwohl warnt Rebscher vor schnellen, rein normativen Schlüssen und fordert auch hier in seiner ihm üblichen Konsequenz eine „verlässliche empirische Evidenz" (S. 11) über die Konsequenzen beispielsweise unterschiedlicher Geschäftsmodelltypen von Medizinische Versorgungszentren. Gleichzeitig sei eine inhaltliche, ordnungspolitische Debatte über inhaltliche Kategorien zu Wirtschaftlichkeit und Qualität notwendig, die letztendlich „Wertschöpfung" oder „Wertvernichtung" einordnen lassen (S. 13). Die Gesundheitspolitik, hier kam der Ordnungspolitiker Herbert Rebscher wieder in Fahrt, muss sich dann bewusst sein, dass „kluge Regulierung vermeidet, deshalb Hürden beim Zugang [zu Gesundheitsmärkten nicht zu forcieren], stattdessen schafft [und initiiert] sie inhaltliche, qualitative ‚Hürden' [zu einer vor allem dezentralen Versorgung]" (S. 14).

Die Lektüre des Einleitungstextes und des Beitrages von Herbert Rebscher erscheinen mir, gerade mit wachsendem zeitlichem Abstand, als ein wichtiger Erinnerungsbaustein an Herbert Rebscher.

Die erste Begegnung hatte ich wohl als ein junger wissenschaftlicher Mitarbeiter an der Universität Bayreuth mit dem Lehrbeauftragten und späteren Honorarprofessor Herbert Rebscher, der im Rahmen eines Gastvortrags mit einer analytischen Klarheit und Stringenz und auch Leiden-

2 Rebscher, H.: Wertschöpfende Geschäftsmodelle und Gesellschaftsstrukturen im Gesundheitssystem: ein Kaleidoskop der vielschichtigen Lösungen, in: Rebscher/Schmid/Zerth (Hrsg): Nutzen, Wert und Public Value, S. 3–16.

schaft mit den anwesenden Bayreuther Gesundheitsökonomen über das Für (eher die Position Rebscher) und das Wider (eher die damalige Bayreuther Position) eines Risikostrukturausgleichs stritt.

> **« Es fehlt aber vor allem der Mensch Herbert Rebscher, der mit seinen Ideen und seinem Optimismus viele Menschen, so auch mich, inspiriert hat. »**

Es war mir damals nicht klar, in welchen unterschiedlichen Rollen ich dann immer wieder Kontakt mit Herbert Rebscher haben durfte. So hatte ich die Gelegenheit – sei es in gemeinsamen Seminaren zur Gesundheitspolitik, in Hochschulgremien oder auch bei manchen Gesprächen etwa am Rande des Frankfurter Forums – einen Gesprächspartner und einen inspirierenden Menschen kennenzulernen, der das klare Argument liebte, auch die Auseinandersetzungen über verschiedene Positionen nicht scheute; vielleicht auch ein klein wenig deswegen die gelebte akademische Breite in Bayreuth schätzte. Letztendlich jedoch konnte ich in Herbert Rebscher in der von ihm so wichtigen Betonung eines geregelten Wettbewerbs, einer korrespondierenden solidarischen Wettbewerbsordnung, einen Streiter für eine werte- und wertorientierte institutionelle Gestaltung von Gesundheits- und sozialer Sicherung erfahren. Dieser war sich bewusst, dass es kein ideales System geben könne, jedoch die Offenheit zur Weiterentwicklung und insbesondere zu einem kontrollierten Experimentieren (unter klaren Maßstäben und Metriken) mit Innovationshoffnungen, die die Patientenversorgung besser machen können, die wesentliche Gestaltungsaufgabe sei. Hier fehlt nun Herbert Rebschers ordnungsökonomische Stimme in aktuellen Diskursen. Es fehlt aber vor allem der Mensch Herbert Rebscher, der mit seinen Ideen und seinem Optimismus viele Menschen, so auch mich, inspiriert hat. Doch es bleibt vielleicht auch mehr als gedacht. Herbert (Rebscher) würde wohl sagen, es geht darum „Theorie und Praxis mit Anbieterrelevanz zu verbinden, in institutionell verantwortlichen Strukturen“ für die immer wieder spannende Weiterentwicklungen einer guten Gesundheitsversorgung. Und er hätte dies, mit offenen Armen und einem gewinnenden Lächeln gesagt!

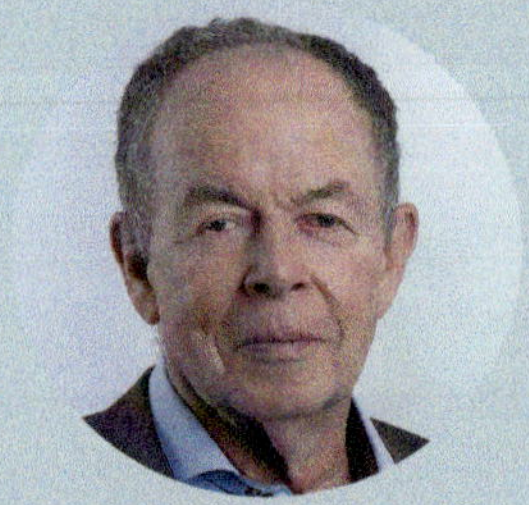

Vom Vermuten zum Verstehen – Herbert Rebschers konsequenter Einsatz für die Evidenz

Prof. Dr. Gerd Antes

Mathematiker und Medizinstatistiker, Mitglied des medizinisch-wissenschaftlichen Beirats der DAK-Gesundheit

Nach 50 Jahren eigener Tätigkeit als Methodiker in Gesundheitsforschung und -versorgung im industriellen und akademischen Umfeld, dabei zum Abschluss 31 Jahre in einer medizinischen Fakultät, hat man ein enormes Spektrum zwischen beeindruckenden Erfolgsstories einerseits und enttäuschten Hoffnungen, Misserfolgen, Scheitern und Defiziten beobachtet und persönlich miterlebt. Vor diesem Hintergrund Herbert Rebschers Tätigkeiten und Verdienste und die Zusammenarbeit mit ihm in wenigen Zeilen einzuordnen und zu würdigen, ist eine kaum lösbare Herausforderung. Hier trotzdem der Versuch:

Die Rahmenbedingungen für unsere Wege in die Medizin und Gesundheitsversorgung und dann einige Jahre gemeinsamer Aktivitäten waren einerseits die stürmische Entwicklung von einer grundlagenorientierten, langsam zunehmend wissenschaftlicheren Praxis hin zu einer patientenorientierten klinischen Ausrichtung, in der der Erkenntnisgewinn und die schnelle Anwendung am Krankenbett systematisiert wurden und damit zu einem Leitmotiv in den Gesundheitssystemen wurde. Von der Anekdote und dem unsystematischen Experten hin zu wissenschaftlich begründetem Wissen und dessen Anwendung, salopp formuliert. Zum Zeitpunkt des Beginns der modernen Medizin gibt es unterschiedliche Sichtweisen. Aus methodischer Sicht ist 1926 ein markanter Zeitpunkt, wurden doch zu diesem Zeitpunkt die Grundprinzipien der Randomisierung formuliert und publiziert. In der Medizin findet man dieses Datum jedoch kaum, da die Grundlagen tatsächlich in der Landwirtschaft entwickelt und eingeführt wurden. Medizinferner geht's kaum. Dieses mächtige Werkzeug in Studien wurde dann in die medizinische Forschung integriert und erhielt damit eine Stufe an Bekanntheit, die nur durch die Medizin und Humanstudien möglich war. Die enormen ethischen Herausforderungen durch systematische Versuche mit Menschen liegen auf der Hand. Ein entscheidender Schritt in die Moderne der Studienmethodik am Menschen lässt sich in 1945 festmachen, wie der Titel eines Artikels im British Medical Journal eindrucksvoll beschreibt: „Richard Doll – Controlled trials: the 1948 watershed".

Wie kommen nun ein Herbert Rebscher und ein Gerd Antes nach einem Berufsstart in extrem unterschiedlichen Sphären zueinander? Der Eine nach einem Studium der Wirtschafts- und Organisationswissenschaften über die Dachverbände der Ersatzkassen bis hin zum Vorstandsvorsitzenden der DAK, der Andere nach einem Vordiplom als Ingenieur der Elektrotechnik durch einen Wechsel zur Mathematik mit Nebenfach und Fokussierung auf die auch in Deutschland langsam erwachenden Lebenswissenschaften. Auf der einen Seite Referatsleiter für Grundsatzfragen und Geschäftsführungen, auf der anderen Seite Methodenwissenschaftler in der pharmazeutischen Industrie und im akademischen Umfeld ohne direkten Bezug zur Medizin. Der entscheidende Impuls kam mit der Einführung der Prinzipien der Evidenzbasierten Medizin. Durch sie wurde die oben beschriebene Entwicklung hin zur systematischen Wissensgenerierung dahingehend erweitert, dass nicht mehr einzelne

Studien betrachtet wurden, sondern die global verfügbaren Studien zu jeweils einer Fragestellung. Diese von Kanada und Großbritannien ausgehenden Entwicklungen 1968 bzw. 1971 nahmen mehrere Jahrzehnte in Anspruch und schufen global tiefgehende strukturelle und institutionelle Veränderungen, so in Deutschland den Gemeinsamen Bundesausschuss (G-BA) und das Institut für Qualität und Wirtschaftlichkeit in der Gesundheitsversorgung (IQWiG). Durch eine Reihe von Zufällen und weitreichenden Entscheidungen wurde ich dabei zu der Zeit zu einer öffentlich sehr sichtbaren Person. Diese Entwicklungen berührten natürlich auch die Krankenkassen. Herbert Rebscher richtete noch als Vorstandsvorsitzender einen wissenschaftlichen Beirat ein, der hochkarätig besetzt wurde. Dort trafen sich nach sporadischen und zufälligen Treffen unsere Wege auch offiziell. Im Oktober 2013 hielt ich vor dem Beirat einen Vortrag zum Thema „Informierte Entscheidungsfindung". Im Jargon der Welt der Evidenzbasierung ist das ein gebräuchlicher Begriff. Er ist ein breit angelegter Oberbegriff, unter dem sich die einzelnen Schritte der Evidenzgenerierung bis hin zu darauf fußenden Entscheidungen mit Patienten oder auch zur Politikberatung befinden. Im Folgejahr nahm ich dann – bis heute – als Mitglied an den Beiratssitzungen teil. Neben dem Beirat gab es ein weiteres Produkt, das Herberts Handschrift trug. Zusammen mit seinem Schweizer Kollegen Stefan Kaufmann gründete er eine Deutsch-Schweizerische Gesellschaft für Gesundheitspolitik (DSGG). Ziel waren der Austausch und Konsultationen zwischen schweizer und deutschen Krankenversicherungsvertretern. Nach der Gründung 2004 wurde dann 2009 eine Buchreihe gestartet, in der in den nächsten 10 Jahren die alljährlichen, jeweils zweitägigen Konsultationen dokumentiert und publiziert wurden. Dort durfte ich – nach Vortrag bei der Konsultation – 2014, 2016, 2017 und 2018 vier inhaltsreiche Kapitel beitragen, die die einhundert Jahre moderne Medizingeschichte „Von der Anekdote zur Evidenz" mit vielen Details beschreibt, die man in deutscher Sprache nur hier findet. Stellvertretend sei hier der Titel von 2014 genannt: „Medizinisches Wissen – Entstehung, Aufbereitung, Nutzung".

Die Arbeit hatte ich, mit Kolleginnen aus dem Deutschen Cochrane Zentrum, aber das Verdienst gebührt eindeutig Herbert Rebscher und Stefan Kaufmann für die Schaffung dieses Forums. Der DAK-Beirat und die Deutsch-Schweizerische Gesellschaft für Gesundheitspolitik sind zwei Beispiele aus Herberts Schaffen, die ihn charakterisieren und die ihn für mich zu einem Leuchtturm in der hochkomplexen Welt zwischen Systemzwängen, Wissensexplosion, Versorgungsqualität und Patientenwohl gemacht haben und die in meiner Erinnerung bleiben werden. Herausheben möchte ich seine Fähigkeiten als Brückenbauer. Die Voraussetzung dafür war das richtige Erkennen der tiefen Gräben im System und die konsequente Suche nach Lösungen auf fachlich höchstem Niveau. Das fiel ihm leicht aufgrund seiner breit aufgestellten Kompetenz von der Gesundheitsökonomie über die Nutzung von Wissen bis hin zur Versorgungsforschung. Geprägt wurde in meiner Wahrnehmung seine Praxis durch Integration verschiedener Perspektiven bei gleichzeitig einer beeindruckenden Konzentration und Fokussierung auf bestimmte Ziele. Diese wurden mit einer unbeirrbaren Hartnäckigkeit und Freundlichkeit verfolgt, wie ich es nur bei wenigen Kollegen beobachten konnte. Nach vielen Jahren Berufspraxis entwickelt sich mit manchen Personen etwas, was ich als Berufsfreundschaft bezeichne. Herbert gehörte unter ihnen für mich in die allererste Reihe. Zusammengefasst und eingeordnet in einem Satz, nicht evidenzbasiert: Wenn wir mehr Menschen mit den Eigenschaften eines Herbert Rebscher in verantwortlichen Positionen unseres Gesundheitssystems hätten, wäre unsere Gesundheitsversorgung vermutlich besser.

« Wenn wir mehr Menschen mit den Eigenschaften eines Herbert Rebscher in verantwortlichen Positionen unseres Gesundheitssystems hätten, wäre unsere Gesundheitsversorgung vermutlich besser. »

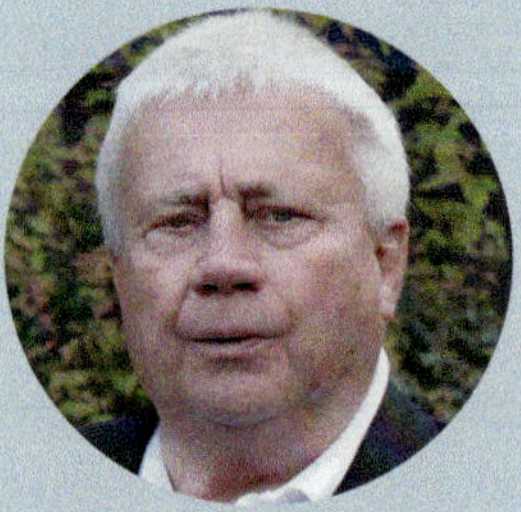

Das abrupte Ende einer langen berufspolitischen Männerfreundschaft

Dr. Jürgen Bausch

Ehrenvorsitzender der Kassenärztlichen Vereinigung Hessen, Haus- und Kinderarzt in Salmünster – Bad Soden/Hessen

Es dürfte 30 Jahre her sein, als ich in meiner Funktion als hessischer KV-Vorsitzender Herbert Rebscher etwas näher gekommen bin, woraus sich dann eine dauerhafte Freundschaft entwickelte.

Natürlich kannten wir uns bereits von zahlreichen berufspolitischen Meetings zuvor.

Und für ihn, der in Bad König im Odenwald geboren wurde, dann aber solange ich ihn kannte, immer in der Nähe von Hamburg auf dem Land mit seiner Familie lebte, war ich immer „sein hessischer Landarzt".

Der Anlass, uns näher zu kommen war damals bis heute die ungelöste Problematik, dass man als Vielverordner von Arzneien als Haus- und Kinderarzt nicht immer die teilweise komplizierten Vorschriften der wirtschaftlichen Verordnung in der Kassenpraxis hundertprozentig im

Kopf hat und deswegen nicht beachtet. Die Folge waren damals kleine Einzelregresse mit Beträgen zwischen 100 und 500 D-Mark.

In jeder Praxis, wenn auch in langen Zeitabständen, immer mal ein zusätzlich als unnötig empfundener bürokratischer Ärger.

Die KV-Hessen versuchte damals in den Prüfvereinbarungen mit den Landesverbänden der Kassen eine Bagatellgrenze zu vereinbaren, um dieses Ärgernis zu minimieren. Der AOK-Landesverband war vergleichsweise verständnisvoll, die restlichen RVO-Kassen blieben prinzipiell ablehnend. Und die lokalen Ersatzkrankenkassen in Hessen verwiesen auf den VdAK in Siegburg, geleitet von Herbert Rebscher als Vorstandsvorsitzenden.

Ein Termin war schnell gefunden. Wir trafen uns im Gästehaus des großen Klosters der Benediktiner auf dem Michaelsberg, der die Stadt Siegburg und die Landschaft vom Westerwald zur Rheinebene in der Kölner Bucht überragt. Von dort aus hat man bei guter Sicht einen umfassenden Blick vom Siebengebirge über Bonn hinweg in die weite Ebene bis zum Rhein, der seinen Weg nach Köln findet.

Der Sachverhalt war schnell erörtert, Herbert Rebscher war, solange ich ihn kannte, immer schnell im Aufnehmen und Verstehen von Problemen. Vor allem auch solchen, die weitaus komplexer und folgenschwerer waren als eine Bagatellgrenze bei versehentlich nicht richtlinienkonformen Arzneiverordnungen. Er versprach, sich in seinen Gremien für eine solche Lösung einzusetzen, vor allem mit dem Ziel des Bürokratieabbaus bei den Kassenverwaltungen und einer Entlastung der Arztpraxen.

Nach dem fruchtbaren Fachgespräch hatte Herbert mit dem Prior des Klosters, den er offenbar gut kannte, eine kleine Führung durch den historischen Teil der Abtei organisiert. Die war 1944/45 im 2. Weltkrieg durch Bombardierung von Stadt und Kloster zerstört worden und die

Renovierungen waren nun abgeschlossen. Insbesondere die Krypta aus der Gründerzeit 1064 ist mir noch heute in Erinnerung geblieben.

Diese freundliche Geste von H. Rebscher verdankte ich, wie er mir später berichtete, seiner Kenntnis, dass ich am Ort meiner Niederlassung in der väterlichen Praxis die Weiterbetreuung der franziskanischen Klosterbrüder im Salmünsterer Kloster übernommen hatte. Und weil wir beide ähnliche kunsthistorische Interessen im Sinn hatten.

Mit dem Gefühl, beim Chef des VdAK Verständnis für die Einführung einer Bagatellgrenze bei Arzneimittelverordnungen in die Prüfvereinbarung in Hessen gefunden zu haben, ging's in die Heimat zurück. Und zugleich spürten wir beide unausgesprochen, gute Gesprächspartner weit über die Fachebene hinaus geworden zu sein.

Das war dann der Beginn einer langen persönlichen Freundschaft und guter berufspolitischer Zusammenarbeit insbesondere, als er die Verantwortung in der Führungsspitze der DAK in Hamburg übernommen hatte.

Vor allem bei meinem Bemühen für eine rationale und rationelle Arzneimitteltherapie, die Patienten und Verordnern einiges abverlangte, konnten wir uns aufeinander verlassen. Das Beispiel der schnellen Umstellung der Patienten auf Generica nach Patentablauf sei erwähnt.

Ein Vorgang, der weder den Originalherstellern noch vielen Patienten ins Konzept passte.

In den letzten 4 Jahren vor seinem plötzlichen Tod konnte ich Herbert Rebscher vor allem wegen seines enormen gesundheitspolitischen und gesundheitsökonomischen Sachverstands dafür gewinnen, sich hochaktiv in ein interdisziplinäres Demenzprojekt einzubringen. Immer auf der Suche nach bezahlbaren und zugleich wirksamen Wegen, Diagnostik und Therapie voranzutreiben. Zumal erste zarte Hinweise auf eine wirksame Frühtherapie bei Alzheimer sich am therapeutischen Horizont abzeichneten. Ausgang ungewiss.

Was uns beiden aber bis heute nicht gelungen ist: die Einführung einer Bagatellgrenze für Regresse bei unwirtschaftlichem Verordnungsverhalten. Denn da waren wir beide uns immer einig, der Prüfaufwand auf der Kassenseite, der Ärger bei den ohnehin überlasteten Arztpraxen stehen in einem krassen Missverhältnis zum Ertrag aus den Rückforderungen.

Aber die Preisgabe der Schutzmannfunktion der Arzneiverordnungsprüfung auf der Kassenseite verlangt nach einer diesbezüglich speziellen GKV-DNA bei Mitarbeiterinnen und Mitarbeitern.

Herbert Rebscher hatte sie nicht. Er wird uns dauerhaft sehr fehlen.

> « Herbert Rebscher war, solange ich ihn kannte, immer schnell im Aufnehmen und Verstehen von Problemen. »

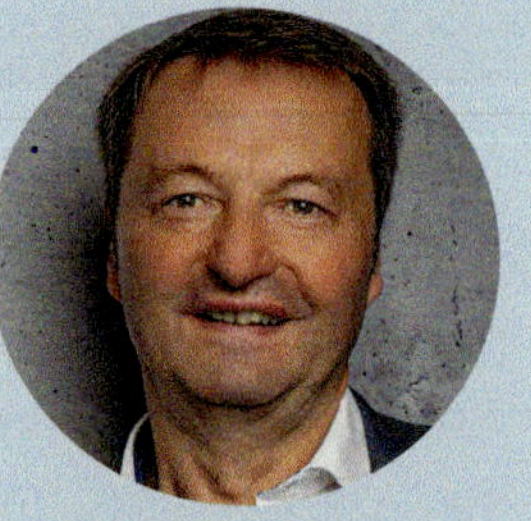

Das ordnungspolitische Gewissen der GKV

Thomas Bodmer

Stellvertretender Vorstandsvorsitzender
der DAK-Gesundheit

Mein erstes richtiges Zusammentreffen mit Herbert Rebscher fand auf einer Podiumsdiskussion an der Universität Hamburg Anfang der 2000er Jahre statt. Damals standen die Kassenwahl und die damit verbundene Rolle der Krankenkassen in der Versorgung im Mittelpunkt. Herbert war zu diesem Zeitpunkt noch relativ neu im Amt als Nachfolger von Hans-joachim Fruschki und Vorstandsvorsitzender der damaligen DAK. Ich selbst war Vorstandsvorsitzender der BKK Gesundheit.

Unsere Positionen hätten kaum unterschiedlicher sein können. Herbert war bereits damals ein leidenschaftlicher, emotionaler und argumentationsstarker Verfechter der evidenzbasierten Medizin und der tradierten, versorgungsorientierten Krankenkassen. Ich hingegen stand an der Spitze einer in kurzer Zeit stark gewachsenen, sogenannten Wachstums-BKK-Kasse. So vertraten wir auf dem Podium zwei gegensätzliche Lager.

Die Diskussion war für mich eine echte Herausforderung und jeder, der Herbert kannte, weiß sicher, wovon ich spreche. Er lieferte ein regelrechtes Feuerwerk an Argumenten dafür, warum die DAK für die Versorgung essenziell sei und warum aus seiner Sicht die Wachstumskassen das gesamte System in Schieflage bringen könnten.

Schon damals wurde mir klar, mit welcher Überzeugung und Leidenschaft Herbert sich für die Versorgungssituation in Deutschland einsetzte, stets orientiert an evidenzbasierter Medizin und klaren ordnungspolitischen Strukturen.

Wahrscheinlich hätte damals keiner von uns gedacht, dass wir eines Tages gemeinsam in einem Vorstand arbeiten würden. Doch das Leben spielt manchmal anders als erwartet.

Unsere ersten Gespräche über eine mögliche Fusion der DAK mit der BKK Gesundheit begannen am 6. Januar 2010. Gemeinsam mit Claus Moldenhauer, meinem damaligen Vorstandskollegen Udo Sennlaub und Herbert trafen wir uns im Airport Hotel am Münchner Flughafen. Ich war direkt aus meinem Skiurlaub in Südtirol angereist. Skifahren war natürlich ein Gesprächsthema mehr für uns beide, neben den geschäftlichen Fragen.

Ursprünglich hatten wir eine Fusion zum 1. Januar 2011 angestrebt, tatsächlich wurde sie dann zum 1. Januar 2012 vollzogen.

Ab diesem Zeitpunkt bildeten Herbert, Claus und ich ein Dreiervorstandsteam. Anfangs war ich für Herbert noch der Fremde, das zeigte sich auch darin, dass wir uns zunächst siezten. Ich musste einige Prüfungen bestehen, bis ich seine volle Anerkennung gewann. Hatte ich doch in der neuen Kasse die Bereiche übernommen, die er zuvor verantwortet hatte. Das Leistungs- und Vertragswesen sowie den Ausschuss für Gesundheit und Sozialpolitik (AGS) des Verwaltungsrates.

Unsere Diskussionen waren oft lebhaft und spannend, aber immer von gegenseitigem Respekt und Verbindlichkeit geprägt.

Mit der Zeit konnte sich Herbert zunehmend der Versorgungsforschung widmen, seinem Steckenpferd, in dem er nicht nur innerhalb der Krankenkassenlandschaft, sondern in der gesamten Gesundheitsbranche als Koryphäe galt. Von seinem Wissen und seiner Expertise konnte ich manches lernen.

Auch privat konnte man mit Herbert hervorragend auskommen. War er in der richtigen Stimmung, wurde er zum echten „Feierbiest" und hielt dabei oft bis zum Schluss durch. Besonders in Erinnerung geblieben ist mir seine Feier zu seinem 60. Geburtstag im Berliner Aquino, bei der wir bis spät in die Nacht in geselliger Runde zusammensaßen. Dort erfuhr ich auch viel über seine handwerklichen Fähigkeiten, ein Thema, das seinem Familienkreis sehr am Herzen lag.

> « Schon damals wurde mir klar, mit welcher Überzeugung und Leidenschaft Herbert sich für die Versorgungssituation in Deutschland einsetzte, stets orientiert an evidenzbasierter Medizin und klaren ordnungspolitischen Strukturen. »

Wenn ich Herbert in wenigen Worten charakterisieren müsste, würde es wohl so lauten:

Herbert Rebscher: Familienmensch, bekennender Eintracht-Frankfurt-Fan, leidenschaftlicher Verfechter der solidarischen Krankenversicherung mit gerechten Finanzausgleichssystemen, glühender Anhänger der evidenzbasierten Medizin und das ordnungspolitische Gewissen der Gesundheitspolitik.

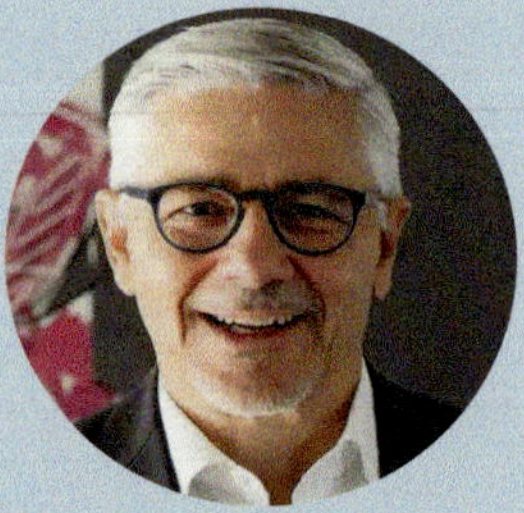

Ein heiteres, babylonisches Sprachgewirr

Dr. Carlo Conti

VR-Präsident SWICA, ehem. Regierungsrat (Minister), Basel

Meine inspirierenden Begegnungen mit Herbert Rebscher fußen in der Deutsch-Schweizerischen Gesellschaft für Gesundheitspolitik (DSGG, gegründet 2003). Die DSGG veranstaltet jährlich eine Konsultation. Sinn und Zweck ist ein Austausch zwischen Führungsverantwortlichen aus den beiden durchaus vergleichbar föderalistisch strukturierten Ländern. Es geht um rechts- und systemvergleichende Aspekte bzw. Strukturen der beiden Gesundheitssysteme.

In diesem Rahmen habe ich bleibende Erinnerungen an erste Begegnungen mit Herbert Rebscher. Ich würde diese durchaus als „heiteres babylonisches Sprachgewirr" einordnen.

Obwohl wir beide deutsch sprachen, obwohl wir beide bestens vertraut waren mit den Gesundheitssystemen und den Strukturen unserer beiden Länder und obwohl wir beide durchaus schon einige Male über unseren eigenen Tellerrand hinausgeschaut hatten – wir redeten nicht von den gleichen Aspekten und schauten uns gegenseitig etwas verdutzt an.

Ich war damals Regierungsrat im Kanton Basel-Stadt, Vorsteher des Gesundheitsdepartements. Regierungsrat? Dieses Fragezeichen widerspiegelte sich in Herberts Gesicht. Ich hatte damals keine Ahnung, wie die Funktion eines Regierungsrats in Deutschland einzuordnen war. Für mich war klar: Es ist ein Mitglied einer kantonalen Regierung. Dass ein Schweizer Kanton begrifflich einem Bundesland entspricht – das war für Herbert klar. Aber dass die Kantone als souveräne Staaten über weitgehende Kompetenzen verfügen, die nur durch die Bundesverfassung – ich sollte wohl lieber Grundgesetz sagen – eingeschränkt werden können, war ihm nicht bewusst. Dass die Regierungsräte in anderen Kantonen Staatsräte heißen, hat nicht zur Vereinfachung unseres Austauschs beigetragen. Und als ich schließlich von der Gesundheitsdirektorenkonferenz sprach, der Vereinigung aller kantonalen Gesundheitsdirektoren, um sich abzustimmen und gegenüber den Bundesorganen, insbesondere dem Bundesrat, sich stärker positionieren zu können, leuchteten mir gleich mehrere Fragezeichen aus Herberts Augen entgegen.

Es gab begrifflichen Klärungsbedarf zwischen uns: Ein Regierungsrat in der schweizerischen Terminologie ist ein Minister eines Bundeslandes, der Bundesrat ist nicht eine Länderkammer, diese heißt bei uns Ständerat, ist aber ganz anders strukturiert als in Deutschland. Der Bundesrat ist unsere siebenköpfige Landesregierung, die Gesundheitsdirektorenkonferenz ist der Zusammenschluss aller für die Gesundheit zuständigen Minister der Kantone, die den Bundesländern entsprechen.

Und umgekehrt, Herbert sprach vom Gemeinsamen Bundesausschuss als das wichtigste Beschlussgremium im deutschen Gesundheitssystem, von parlamentarischen Staatssekretären, auch im Bundesgesundheitsministerium, von der kassenärztlichen Bundesvereinigung, und so weiter, und so fort.

Wir steckten fest in der begrifflichen Klärung, in der Präzisierung des gegenseitigen Verständnisses und im Suchen nach geeigneten Vergleichen für die verschiedenen Bezeichnungen. Am Schluss des Tages, nach den Vorträgen an der Konsultation der DSGG, trafen wir uns beim Bier und führten dann unsere Diskussionen auf heitere und belustigende Art fort, indem wir aus den verschiedenen Funktionsbezeichnungen wild durcheinander phantasievoll neue Bezeichnungen kreierten, an denen wir uns ergötzten und herzhaft darüber lachten. Es blieb nicht nur bei einem Bier.

Der Austausch mit Herbert über gesundheitspolitische und strukturelle Fragen im Vergleich zwischen Deutschland und der Schweiz war für mich stets inspirierend und horizonterweiternd. Ich habe viel von ihm gelernt und mein Verständnis für das deutsche System dank ihm schärfen und vertiefen können. Aus diesem freundschaftlichen Austausch mit Herbert habe ich Erkenntnisse gewonnen, die mir einen etwas anderen und auch weiterführenden Blick auf unsere schweizerischen Eigenarten ermöglicht haben. Dafür bin ich Herbert sehr dankbar.

> « Aus einem anfänglichen babylonischen Sprachgewirr entstand ein freundschaftlicher und inspirierender Austausch mit Herbert Rebscher. »

Noch heute profitiere ich von diesen Debatten und Begegnungen mit Herbert, auch in meiner heutigen Eigenschaft als Verwaltungsratspräsident einer der führenden Krankenkassen in der Schweiz. Womit wir wieder beim Thema wären: Was ist nun ein Verwaltungsrat, was hat der Präsident im Vergleich zu einem Aufsichtsrat in Deutschland für Kompetenzen?

Zu diskutieren gäbe es noch Vieles mit Herbert. Leider ist mir dies nicht mehr möglich.

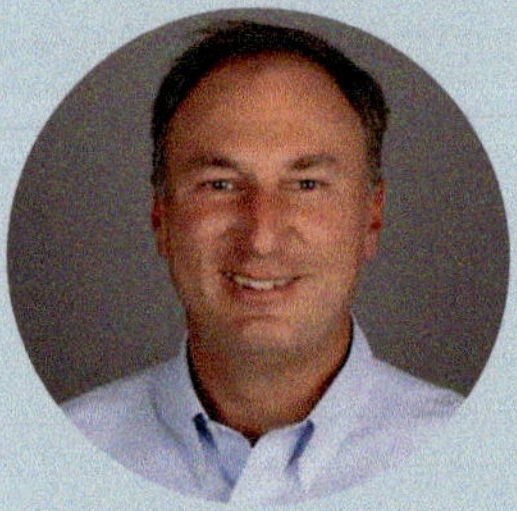

Herbert Rebscher – Vertreter der Patienten

Prof. Dr. Jörg Debatin

Mitglied des medizinisch-wissenschaftlichen Beirats der DAK-Gesundheit

Es verschlug uns 2003 etwa gleichzeitig nach Hamburg – er zunächst als Mitglied und danach als Vorsitzender des DAK-Vorstands, und ich als Ärztlicher Direktor und Vorsitzender des Vorstands des Universitätsklinikums Hamburg Eppendorf (UKE). Herbert Rebscher war einer der ersten leitenden Krankenkassenvertreter, die ich kennenlernen durfte. Dabei entsprach er so gar nicht meinen Vorstellungen von einem bürokratie-versessenen, verwaltenden Kassenvertreter. Bereits mit seiner offenen und empathischen Begrüßung in einem durchaus geräumigen Büro widerlegte er sämtliche meiner Vorurteile. Schnell kreisten unsere Diskussionen um Gemeinsamkeiten der uns anvertrauten Institutionen. Beide waren nicht gerade bekannt für Effizienz, Exzellenz oder Innovationsfreude. Beide waren in die Jahre gekommen und bedurften einer Neuausrichtung in Form und Inhalten. Herbert sah darin keine Belastung, sondern nur große Chancen. Schnell wurde mir klar: Hier sitzt jemand der reformieren und gestalten will. Dabei sah Herbert sein Handeln wahrlich nie als Selbstzweck, sondern als Auftrag die medizinische Versorgung seiner Versicherten zu verbessern.

Gerne ließ ich mich von seinem Enthusiasmus und seiner positiven Ausstrahlung anstecken. Mir ist unser erstes Treffen wahrscheinlich auch deshalb so gut in Erinnerung, weil es sich von vielen anderen Kennenlern-Gesprächen, die ich jener Zeit führte, so positiv abhob. Die meisten meiner Hamburger Gesprächspartner begegneten mir mit Mitleid. Sie schienen überzeugt, dass sich das UKE aus seiner schwierigen Lage, gekennzeichnet durch medizinische Skandale, finanzielle Schieflage und katastrophaler Infrastruktur niemals würde befreien können. Ähnliche Erfahrungen hatte Herbert Rebscher bezogen auf die DAK offenbar auch gemacht. Beide Institutionen sollten in den folgenden Jahren die Zweifler überzeugen. Auch diese Gemeinsamkeit mit dem damit verbundenen persönlichen Engagement hat aus unserer Bekanntschaft eine Freundschaft werden lassen.

Natürlich hatten wir auch erhebliches Glück. Das gesamte Finanzierungssystem für Krankenhausleistungen wurde mit der Einführung der DRGs reformiert. Gleichzeitig erhielten die Krankenkassen mehr Gestaltungsmöglichkeiten durch integrierte Versorgungsverträge und Vieles mehr. Plötzlich gab es Instrumente, die eine Vergleichbarkeit erbrachter medizinischer Leistungen ermöglichte. Darüber rückte auf einmal die Qualität der Versorgung der Patienten in den Vordergrund. Die Analysen innerhalb des UKE zeigten einen klaren Zusammenhang zwischen Anzahl erbrachter Leistungen, der Wirtschaftlichkeit jener Leistungen und des medizinischen Outcomes für Patienten. Zum Erstaunen vieler, waren Wirtschaftlichkeit und Qualität der medizinischen Leistungen keine Gegensätze, sondern zwei Seiten der gleichen Medaille.

Im Interesse der Patienten agierten wir in unseren jeweiligen Institutionen in komplementärer Weise, wie das Beispiel Martini-Klinik zeigen sollte. Um die Budget-Klammern zu sprengen, gründete das UKE 2005 die Martini-Klinik – eine eigenständige Klinik zur Behandlung der Patienten mit Prostata-CA. Motiviert war diese, für ein Universitätsklinikum eher unübliche Maßnahme durch die Erkenntnis, dass die im UKE operierten

Patienten mit Prostata-CA auch im internationalen Vergleich die höchsten Kontinenz- und Potenzraten aufwiesen. Die Zusammenfassung aller Methoden und Therapieoptionen unter einem Dach vereint, sollte den Behandlungserfolg weiter steigern. Schnell wurde allerdings ein Problem evident: Ohne Kassenzulassung konnten nur privat versicherte Patienten in der Martini-Klinik versorgt werden. Dieser Umstand wurde zu einem echten Politikum. Die Rettung kam in Form von Herberts Interesse an den besseren Outcomes. Er ließ sich von den Daten, die eine bessere Versorgungsqualität der Patienten belegten, überzeugen. Daraufhin machte er den Weg frei für spezielle Versorgungsverträge, die die Behandlung aller DAK-Versicherten in der Martini-Klinik ermöglichten. Inzwischen hat sich die Martini-Klinik zum größten Behandlungszentrum für Patienten mit Prostata-CA in Europa entwickelt – natürlich mit Zugang für alle GKV-Versicherten. Diese Entwicklung wäre ohne das konsequente Handeln von Herbert vor vielen Jahren nicht möglich gewesen.

> « Gerne ließ ich mich von seinem Enthusiasmus und seiner positiven Ausstrahlung anstecken. »

Das durch gemeinsame Erfahrungen gewachsene gegenseitige Vertrauen hat unsere weiteren Interaktionen gekennzeichnet. Auf Podien vieler Veranstaltungen waren wir wahrlich nicht immer einer Meinung. In Diskussionen konnte Herbert ein harter Knochen sein. Dabei blieb er immer verbindlich und wertschätzend. Er war ein Freund, an dem man sich reiben konnte, der aber immer dann zur Stelle war, wenn es um Lösungen für eine bessere Patientenversorgung ging.

Nicht nur in dieser Rolle vermisse ich ihn.

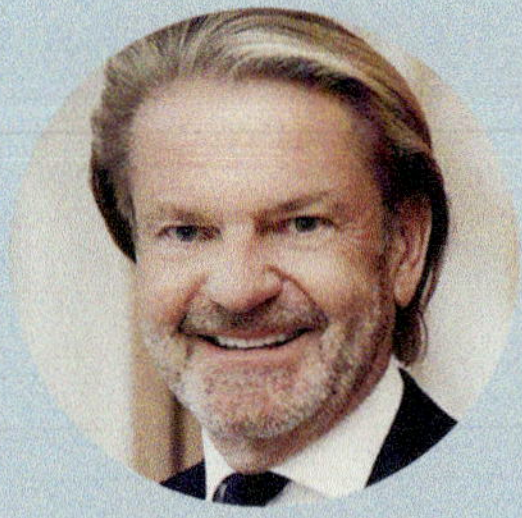

Ein besonderer Mitstreiter, ein geschätzter Freund

Prof. Dr. Dr. Alexander Ehlers

Ehlers Legal Partnerschaftsgesellschaft mbB

Herbert Rebscher war eine der prägenden Persönlichkeiten im deutschen Gesundheitswesen. Ich lernte ihn kennen, als er noch stellvertretender Geschäftsführer des VdAK war, bevor er dessen Vorsitz übernahm. Bereits damals beeindruckte er mich durch seine klare Haltung: Er war nicht nur ein gesundheitspolitischer Vordenker, sondern immer auch ein Mensch mit Prinzipien – das Patientenwohl auf der einen Seite, ein funktionierendes, innovatives Gesundheitssystem auf der anderen.

Doch aus unserer fachlichen Zusammenarbeit wurde schon Anfang der 90er Jahre eine tiefe, von Vertrauen geprägte Freundschaft. Sie begann mit einer besonderen Begebenheit, die so wohl nur einmal im Leben vorkommt.

Ich vertrat einen Mandanten in einem Revisionsverfahren vor dem Bundessozialgericht, das zu unseren Gunsten entschieden wurde. Herbert Rebscher saß als Beisitzer auf Kassenseite im Gerichtssaal. Nach Abschluss meines Verfahrens blieb ich noch als Zuhörer – und dann geschah das Unerwartete:

Der nächste Revisionskläger stand plötzlich ohne Anwalt da. Der Vorsitzende Richter schaute in den Saal, sah mich und fragte den Kläger, ob ich spontan seine Vertretung übernehmen könne. In einer Zeit, in der es noch unkomplizierter zuging, stimmte dieser zu. Ich bat um ein kurzes Gespräch mit meinem neuen Mandanten, verschaffte mir einen Überblick – und los ging es.

In der Verhandlung kam ich an eine kritische Stelle, an der die Revision wohl verloren gegangen wäre. Ich erinnerte mich vage an eine frühere Entscheidung, zitierte sie frei – und das Gericht folgte meiner Argumentation. Der Fall wurde zugunsten des Klägers entschieden.

Später, im Zug zurück, setzte sich Herbert Rebscher zu mir. Er schaute mich nachdenklich an und fragte mit einem Schmunzeln: „Sagen Sie mal, Herr Dr. Ehlers – die Entscheidung, die Sie zitiert haben, gibt es die wirklich genau so?" Ich ließ die Antwort mit einem Augenzwinkern offen, woraufhin er herzlich lachte. Das war der Anfang einer langjährigen Freundschaft, getragen von gegenseitigem Respekt, politischer Leidenschaft und dem gemeinsamen Ziel, unser Gesundheitswesen weiterzuentwickeln.

Unsere Gespräche wurden im Laufe der Jahre intensiver und tiefgründiger. Besonders in der Zeit, als er bereits Vorstandsvorsitzender der DAK-Gesundheit war, erinnere ich mich an zahlreiche Diskussionen im Haus der DAK in Hamburg. Herbert war ein Mann, der immer Lösungen suchte – pragmatisch, weitsichtig und mit dem tiefen Verständnis, dass das Gesundheitssystem nur dann funktioniert, wenn alle Beteiligten – Patienten, Versicherte und Leistungserbringer – gleichermaßen berücksichtigt werden.

Seine Fähigkeit, selbst die komplexesten Fragestellungen mit einem lösungsorientierten Ansatz anzugehen, war außergewöhnlich. Egal, wie festgefahren eine Diskussion zu sein schien, Herbert hatte eine besondere Gabe: Er konnte Perspektiven verbinden, verhärtete Fronten auflösen und Wege aufzeigen, die allen Seiten gerecht wurden.

Doch unsere Verbindung beschränkte sich nicht nur auf gesundheitspolitische Themen. Wir teilten auch gemeinsame Interessen abseits des Beruflichen. Ein gemeinsamer Traum, den wir lange hegten, war die Teilnahme an der Mercedes Challenge – einer Transatlantik-Überquerung auf einem Segelschiff. Die Idee faszinierte uns beide: das Meer, die Herausforderung, das Abenteuer. Doch das intensive Training, das erforderlich gewesen wäre, ließ sich mit unseren beruflichen Verpflichtungen kaum vereinbaren. Und so blieb es ein gemeinsamer Traum – einer von vielen, die uns verbanden.

> « Herbert Rebscher war ein Mann, der immer Lösungen suchte – pragmatisch, weitsichtig und mit dem tiefen Verständnis, dass das Gesundheitssystem nur dann funktioniert, wenn alle Beteiligten gleichermaßen berücksichtigt werden. »

Herbert war ein außergewöhnlicher Denker, ein Macher, der nicht nur gestaltete, sondern sich auch ehrenamtlich engagierte. So war er Mitglied im Kuratorium der Paul-Nikolai-Ehlers-Stiftung, wo er mit seiner tiefen Kenntnis des Kassensystems wertvolle Impulse für unsere Projekte zur Förderung von Kindern und Jugendlichen gab. Sein Einsatz ging weit über das Berufliche hinaus – er war jemand, der sich aus Überzeugung engagierte, weil ihm gesellschaftliche Verantwortung am Herzen lag.

Sein plötzlicher Tod hinterlässt eine schmerzhafte Lücke – nicht nur in der Gesundheitslandschaft, sondern auch bei allen, die ihn kannten. Ich bin dankbar für die vielen gemeinsamen Jahre, für seine klugen Gedanken, seinen Humor und seinen unermüdlichen Einsatz.

Er wird fehlen.

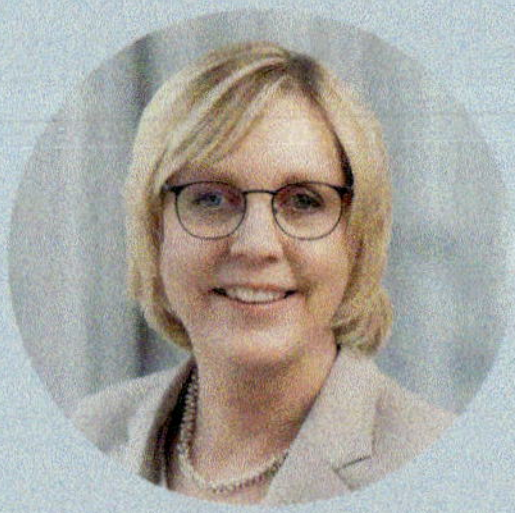

Kreativer Impulsgeber und Netzwerker

Ulrike Elsner

Vorstandsvorsitzende, Verband der Ersatzkassen e. V.

Wo Herbert Rebscher war, war positive Energie. Er war ein Menschenfreund: offen, herzlich und im besten Sinne gesellig. Sein Interesse an anderen Menschen war echt, seine Neugier ansteckend. Er begegnete jedem mit Respekt und schuf eine Atmosphäre, in der man sich wohlfühlte.

Herbert war nicht nur ein leidenschaftlicher Wissenschaftler, er war auch ein Brückenbauer. Mit der Gründung der der Deutsch-Schweizerischen Gesellschaft für Gesundheitspolitik (DSGG) zusammen mit Ueli Müller legte er den Grundstein für einen inspirierenden länderübergreifenden Austausch. Jedes Jahr organisierte er Symposien in Deutschland oder der Schweiz mit intensiven fachlichen Debatten und eben auch Raum für gutes Essen, Gemütlichkeit und Kultur. Ihm war bewusst, dass Wissenschaft nicht nur aus Theorien besteht, sondern von menschlichen Begegnungen lebt.

Eine schöne Erinnerung führt mich zu unserem Symposium nach Davos. Einige Teilnehmer waren schon angereist und gemeinsam mit Claus Moldenhauer fuhren wir mit dem Lift zur Bergstation. Obwohl es Sommer war, lag dort oben Schnee. Auf einem Schneefeld stand ein überdimensionaler Schlitten zu Werbezwecken, und Herbert, mit seinem typischen schelmischen Lächeln, setzte sich darauf. Ein wunderbares Bild!

Beruflich habe ich Herbert stets als fairen und integren Menschen erlebt. Er hatte einen klaren Kompass. Sein Einsatz für eine solidarische Krankenversicherung war ihm ein Herzensanliegen. Doch so ernst die Themen manchmal waren, es gab immer Raum für Humor. Er schaffte es, Kontroversen nicht als Kampf zu sehen, sondern als Chance für Verständigung.

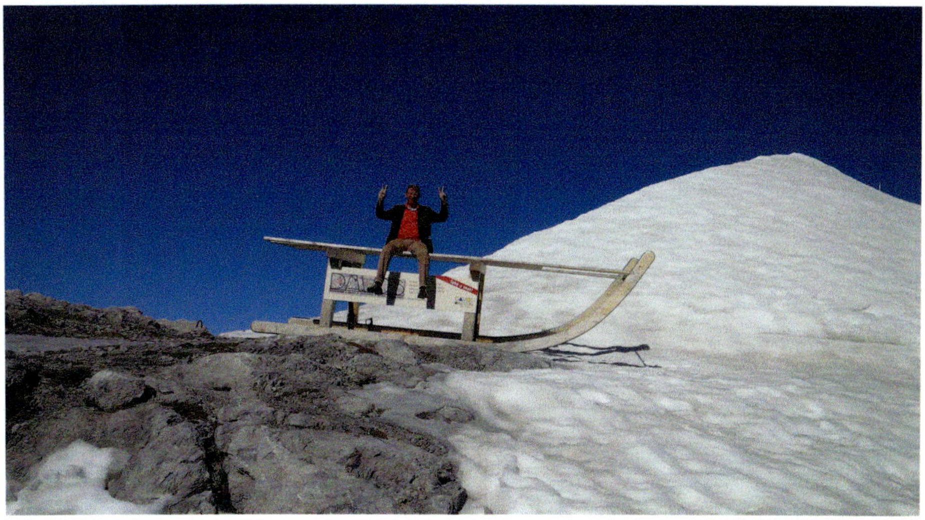

Seine Verdienste blieben nicht unbemerkt. 2016 wurde ihm die vdek-Verdienstmedaille in Gold verliehen. Eine Auszeichnung, die Personen ehrt, die sich bei ihrem Einsatz für die gegliederte Krankenversicherung hervorragende Verdienste um die Ersatzkassen und deren Versicherte erworben haben. Herbert hat diesen Einsatz gelebt, und die Auszeichnung war mehr als verdient.

Doch Herbert war nicht nur ein Vordenker in der Gesundheitspolitik, sondern auch ein passionierter Segler. Wer mit ihm über das Segeln sprach, konnte sich sicher sein, wertvolle Tipps für einen schönen Törn zu bekommen. Besonders begeistert war er von der türkischen Küste – er kannte die schönsten Buchten und Häfen und wusste genau, wo es sich lohnte den Anker zu werfen. Seine Begeisterung war ansteckend, und viele von uns wurden durch seine Erzählungen inspiriert, selbst aufs Wasser zu gehen.

Sein größtes Vermächtnis ist das menschliche Miteinander, das er lebte und förderte. Wir erinnern uns an ihn mit Dankbarkeit, mit einem Lächeln und mit dem Wissen, dass seine Spuren bleiben.

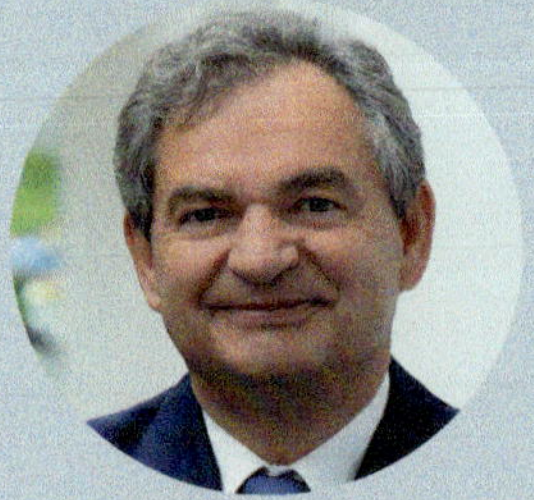

Herbert Rebscher – Gesundheitsökonom, Segler und Freund

Dr. Andreas Gent

Aufsichtsratsvorsitzender,
HanseMerkur Krankenversicherung AG

Herbert Rebscher und ich haben uns im Dezember 2003 kennengelernt. Es war auf der Abschiedsveranstaltung des scheidenden Vorsitzenden der DAK, Hansjoachim Fruschki und gleichzeitig der Einführung des neuen Vorsitzenden der DAK, Prof. Herbert Rebscher.

Kurz zuvor hatte sich die DAK nach einem langen, intensiven Auswahlverfahren für die HanseMerkur Krankenversicherung als Kooperationspartner im Bereich Zusatzversicherungen für GKV-Versicherte entschieden. Was war passiert?

Der Gesetzgeber hatte mit der Neuregelung des §194a SGB V das Verbot einer Zusammenarbeit zwischen der GKV und der PKV nicht nur aufgehoben, sondern ausdrücklich erlaubt. Herbert Rebscher, als überzeugter Verfechter eines solidarischen Krankenversicherungssystems schaute zunächst mit abwartender Skepsis aber auch Neugier auf diese neue Zusammenarbeit. Da wir uns, und auch beide Teams der DAK und Hanse-

Merkur, aber sofort sympathisch waren, begannen wir in einem sehr dynamischen Tempo diese Zusammenarbeit erfolgreich aufzubauen. Herbert Rebscher war es außerordentlich wichtig, den größtmöglichen Vorteil der Zusatzversicherungen an seine DAK-Kunden weiterzugeben. Uns wurde aber schnell klar, dass eine Kooperation zwischen GKV und PKV eine wirkliche Herausforderung war, da zwei bislang streng voneinander getrennte Systeme plötzlich aufeinandertrafen und die Vermittlungsbefugnis des §194a SGB V nicht die systemimmanenten Regularien außer Kraft setzte. Deswegen gehörte zu den Erfolgsfaktoren ein partnerschaftliches Miteinander, ein offener Umgang mit den Regeln des Partners, die höchstmögliche Transparenz gegenüber den Versicherten. Dies alles war schon deshalb eine Herausforderung, zumal allein in den Schulungsunterlagen der bisher streng voneinander getrennten „Lager" der jeweils andere oder das andere System als Gegner angesehen wurde. Herbert Rebscher nahm nach anfänglicher Skepsis die Dinge selbst in die Hand und steuerte mit seinen Mitarbeitern einen Prozess, in den am Ende aus Gegnern Partner wurden.

Diese Verhaltens- und Einstellungsänderung gelang nur, weil der gesamte Vorstand der DAK und der gesamte Vorstand der HanseMerkur unter der Führung der DAK diese Kooperation positiv lebte. Herbert Rebscher wollte aber auch in einer sehr positiven Neugier von der PKV lernen. So hatte er großes Interesse an jeder einzelnen Tarifkalkulation und ließ sich vom Chefmathematiker der HanseMerkur, dem heutigen Vorstandsvorsitzenden, Eberhard Sautter, die Kalkulationen erläutern und erklären. Gerade bei der Entwicklung der Zahnzusatztarife gab er wichtige Impulse zur inhaltlichen Gestaltung der Tarife. Letztendlich entstand in sehr schneller Zeit ein umfangreiches, sehr erfolgreiches Ergänzungstarifwerk.

Herbert Rebscher lud mich kurze Zeit nach Beginn der Kooperation zu einer Führungskräftetagung ein, um die HanseMerkur als Versicherungsverein auf Gegenseitigkeit und unsere ausgezeichneten Ergänzungstarife vorzustellen. Aus Sympathie wuchs dann mehr und mehr Vertrauen, dass letztendlich in einem freundschaftlichen Verhältnis endete.

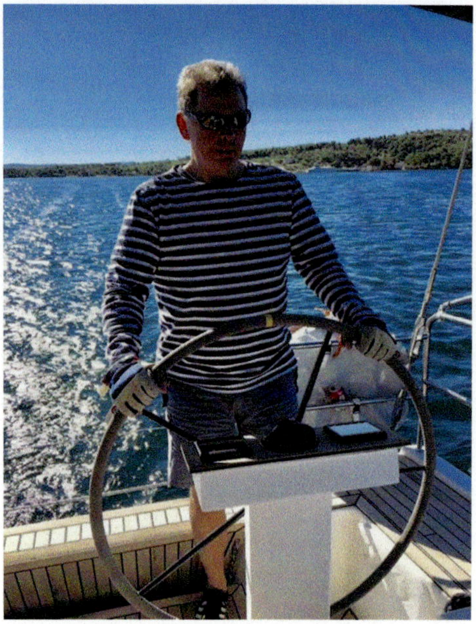

Herbert Rebscher und auch mir war es wichtig, von Beginn an diese neuartige Partnerschaft auch nach außen sichtbar in der Öffentlichkeit zu zeigen. So traten beide Unternehmen, DAK und HanseMerkur, erstmalig im Juni 2004 auf dem Hauptstadtkongress für Gesundheit mit einem gemeinsamen Messestand auf, für die damalige Zeit fast eine Revolution. Legendär wurden auf diesen Gesundheitskongressen in Berlin, München und Hamburg die Gesundheitscocktails in orange und grün. Auf den Podien der Gesundheitskongresse präsentierten wir mehrfach gemeinsam die Inhalte unserer Kooperation und haben diese in 20 Jahren immer wieder erfolgreich weiterentwickelt. So wurde diese Kooperation, die im Übrigen im letzten Jahr ihr 20-jähriges Jubiläum feierte, zur erfolgreichsten Kooperation und Zusammenarbeit zwischen einer GKV und PKV. Herbert Rebscher hat sehr viel zu dem erfolgreichen Gelingen dieser Kooperation beigetragen und durch seine Prägung als Gesundheitsökonom und Vertreter eines solidarischen Systems hat er dazu beigetragen, dass z. B. auch ein Ergänzungsschutz für ältere Versicherte auf den Markt gebracht wurde. Den Menschen Herbert Rebscher habe ich dann intensiv kennengelernt, als Mitsegler auf mehreren wunderschönen privaten Segeltörns. Ich habe es als Auszeichnung empfunden, unter Herbert Rebscher als Kapitän und Mitseglern aus ehemaligen und aktiven Vorständen der DAK als einziger PKV-Mann mitsegeln zu dürfen und gleichberechtigt zu sein. Hier beim Segeln, als Segler, zeigten sich Herberts große positiven Eigenschaften. Seine hervorragenden Kommunikationsfähigkeiten mit klaren und präzisen Kommandos beim An- und Ablegen. Seine schnelle Entscheidungsfindung, das Boot in schwierigen Situationen schnell wieder auf Kurs zu bringen.

Seine Motivations- und Teamfähigkeit

Er wusste immer, wie er die Crew motivieren, aber auch fordern konnte und er wusste schnell, wem er welche Aufgaben übertragen konnte. Herbert Rebscher war auch ein sehr geselliger Mensch und so genossen wir in jedem Hafen in kleinen Restaurants wunderbare Abende und so wurden aus Geschäftspartnern Freunde. Unter seiner Führung erlebten wir wunderbare Touren in Kroatien, Italien und Spanien, die ich nie vergessen werde. So wie ich Herbert als Mensch nie vergessen werde.

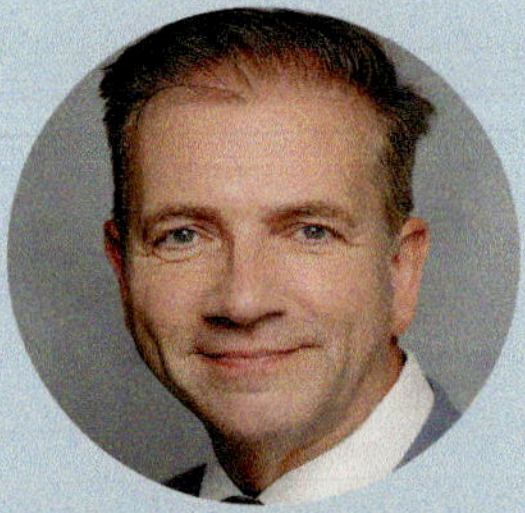

In Erinnerung an Herbert Rebscher

Prof. Dr. Wolfgang Greiner

Lehrstuhlinhaber Gesundheitsökonomie und Gesundheitsmanagement, Universität Bielefeld

2011 war ein Einschnitt für den Arzneimittelsektor im deutschen Gesundheitswesen. Im Vorjahr war ein Gesetz in Kraft getreten, was heute selbst im Ausland in Fachkreisen als Kürzel wohlbekannt ist: Das Arzneimittelmarktneuordnungsgesetz, kurz AMNOG. Die Grundidee war und ist, dass Arzneimittelpreise für innovative Produkte nicht mehr in freier Preisgestaltung angeboten werden sollen, sondern angelehnt an den nachgewiesenen klinischen Nutzen. Dazu wurde ein sehr strukturiertes Verfahren entwickelt, an dem insbesondere das Institut für Qualität und Wirtschaftlichkeit im Gesundheitswesen (IQWiG) beteiligt ist, welches die vorhandenen Studien anhand eines Dossiers des Herstellers prüft und dann eine Empfehlung zum Zusatznutzen an den Gemeinsamen Bundesausschuss gibt, der dann final darüber befindet. Auf dieser Zusatznutzenfeststellung beruhen anschließend die Verhandlungen zwischen dem pharmazeutischen Unternehmen und dem Spitzenverband der Krankenkassen.

Da wir uns in Bielefeld und vorher auch in Hannover schon länger mit dem Arzneimittelmarkt und Kosten-Nutzen-Analysen von innovativen neuen Produkten im Gesundheitswesen beschäftigt hatten, war dieses

Feld für uns sehr interessant, zumal wir damals noch hofften, dass in dem Verfahren wie international üblich auch Wirtschaftlichkeitsüberlegungen in Form von Kosten-Nutzen-Analysen einbezogen werden würden. Diese Hoffnung hat sich nicht erfüllt, trotzdem war das Verfahren auch aus ökonomischer Sicht von großer Bedeutung, denn die Preisfeststellung ist zweifellos für die Verfügbarkeit und den Anreiz für Forschung und Entwicklung in neue Innovationen von nicht zu unterschätzender Bedeutung. Deshalb sprach ich Herbert Rebscher, den ich aus dem wissenschaftlichen Beirat der DAK und als Vorstandsvorsitzenden der DAK gut kannte, 2015 an, ob wir diesem neuen Thema nicht gemeinsam eine Buchreihe widmen sollten.

Ich weiß noch, dass ich kaum drei Sätze zum Grundkonzept gesagt hatte, als Herbert mich schon unterbrach und sagte, dass er das für eine wunderbare Idee hielte. Wir haben dann in etwa zwei Stunden die Details der neuen Reihe und der ersten Ausgabe entwickelt. Es war eine große Freude, auch weil uns durch den Datenschatz der DAK viele Analysen zur Diffusion neuer Produkte in den Markt, zu Tendenzen bei der Preisgestaltung und vielen anderen wichtigen Themen ermöglicht wurden, um mehr Einsicht in das neue Verfahren geben zu können. Die Reihe gibt es noch immer, nunmehr unter der Herausgeberschaft seines Nachfolgers im Vorstandsvorsitz Andreas Storm. Aber Herbert Rebscher hat das Thema auch weiterhin als Vorsitzender des wissenschaftlichen Beirats der DAK sehr interessiert und hier auch immer wieder neue Impulse gegeben, in welche Richtung Analysen gehen könnten. Ich habe diese Gespräche sehr genossen, gerade weil Herbert zwar kein Experte in speziellen Fragen des Arzneimittelmarktes war, aber er aus dem Fundus seiner gesundheitsökonomisch fundierten Sichtweise immer wieder Hinweise geben konnte, wo eventuell Entwicklungen besonders beachtenswert wären und tiefere Analysen lohnend sein könnten. Nicht nur auf dem Arzneimittelmarkt war es ihm dabei beharrlich ein großes Anliegen auszuloten, welche wettbewerblichen Parameter möglich sind, um Innovationen zu befördern und gleichzeitig Ressourcen zu schonen.

So standen neue Entwicklungen im Gesundheitswesen meist im Mittelpunkt der Gespräche, die ich über die Jahre mit Herbert Rebscher geführt habe. Vieles war getrieben von der aktuellen Gesundheitspolitik, aber auch darüber hinaus hatte Herbert immer einen guten Überblick und großes Interesse. So berichtete ich ihm vor gar nicht so langer Zeit von einem Start-up in Bielefeld im Bereich Datenanalyse und Data Science, das von Promovierten der Universität Bielefeld frisch gegründet worden und noch auf der Suche nach weiteren Kunden war. Er bat mich um die Kontaktdaten und es kam zu einem regen Austausch und sogar gemeinsamen Projekten mit dem Start-up und Herberts eigenem Beratungsunternehmen, dass er nach seiner Zeit als Vorstandsvorsitzender der DAK gegründet hatte.

Herbert Rebscher hat über Jahre die gesundheitspolitischen Diskussionen in Deutschland mitgeprägt, immer aus einer abgewogenen Position mit klarer Wettbewerbsorientierung, und zwar gerade dann, wenn dies nicht dem aktuellen Zeitgeist entsprach.

Seine Stimme wird uns fehlen.

« Herbert Rebscher hat über Jahre die gesundheitspolitischen Diskussionen in Deutschland mitgeprägt, immer aus einer abgewogenen Position mit klarer Wettbewerbsorientierung, und zwar gerade dann, wenn dies nicht dem aktuellen Zeitgeist entsprach. »

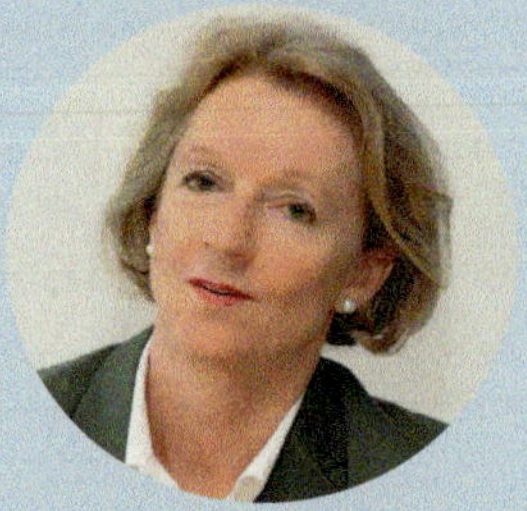

Visionär des deutschen Gesundheitssystems mit großem Interesse an forschungsgetriebenen und patientenorientierten Innovationen

Irmtraut Gürkan

Aufsichtsratsvorsitzende Oberender AG

Herbert Rebscher durfte ich in unterschiedlichen Funktionen und damit auch von unterschiedlichen Seiten kennenlernen. Zunächst war der Kontakt beruflich, er auf Seiten der Kostenträger, ich auf Seiten der Krankenhäuser und hier im Besonderen der Universitätskliniken (von 2003 bis 2019 war ich Kaufmännische Direktorin des Uniklinikums Heidelberg). Überrascht und erfreut konnte ich wahrnehmen, wie ausgeprägt sein Interesse an der Umsetzung von Ergebnissen aus der klinischen Forschung in innovative und patientenorientierte Anwendungslösungen war, eher untypisch für einen Vorstandsvorsitzenden einer großen gesetzlichen Krankenversicherung. Ein besonders spannendes und auch sehr kostenträchtiges Forschungsprojekt war am Uniklinikum Heidelberg die Schwerionentherapie. Nur mit Zustimmung der Kostenträger konnte diese neue Methode der präzisen Bestrahlung insbesondere von Hirntumoren und Tumoren bei Kindern nach jahrzehntelanger Forschung in die Patientenbehandlung eingeführt werden. Mit großer Unterstützung von Herbert Rebscher, seinem Interesse und Verständnis für diese einmalige Therapie, konnten wir mit allen Kostenträgern der GKV vereinbaren, dass nicht nur die Betriebskosten, sondern auch die hohen Investitionskosten der Anlage über Sonderentgelte refinanziert wurden und damit den langfristigen Betrieb dieser auch heute noch einmaligen Anlage sicherstellen.

Es war immer inspirierend, mit Herbert Rebscher die Entwicklung neuer Behandlungen „von bench to bed" zu diskutieren. Seinen scharfen Blick für das Umsetzbare hat er auch als Mitglied des Wissenschaftlichen Beirats des Krebsinformationsdienstes am DKFZ, angesiedelt in unmittelbarer Nähe zum Uniklinikum, eingebracht und so das NCT (Nationales Centrum für Tumorerkrankungen) in Heidelberg aus verschiedenen Blickwinkeln bestens gekannt und beurteilen können. Über die Jahre entwickelte sich aus den zahlreichen Kontakten und Diskussionsgelegenheiten ein wirklich freundschaftliches Verhältnis, auch wenn wir beruflich auf unterschiedlichen Seiten des Tisches zu sitzen hatten.

Weitere bereichernde Begegnungen hatten wir auf einer ganz anderen Ebene: Wir waren bis zu seinem viel zu frühen Tod über Jahre gemeinsam in den Gremien der Oberender AG tätig, er als Aufsichtsratsvorsitzender, ich als Beiratsvorsitzende. Und wir beide fühlten uns dem Vermächtnis von Prof. Oberender verpflichtet und haben das auch bei der Diskussion der unternehmerischen Ausrichtung der Oberender AG eingebracht. Da die jeweiligen Sitzungen immer am gleichen Tag stattfanden und der Aufsichtsrat dort Teil des Beirates war und ist, hatten wir immer wieder Gelegenheit, über das deutsche Gesundheitswesen, den großen Reformbedarf, in all seinen Facetten zu diskutieren. Hier hatte Herbert Rebscher das Thema seines Lebens gefunden. Offenbar verbrachte er größere Teile seiner freien Zeit mit dem Studium der gesamten gesundheitsökonomischen Fachliteratur, zu der er selbst ja auch erheblich beitrug. Stets war er bestens informiert, hatte eine profunde Analyse und eine klare Meinung. Im Zweifelsfall war er seinem Gegenüber immer mindestens eine Studie voraus. Das aber auf so sympathische und einnehmende Art, dass die Diskussionen mit ihm immer positiv, oft witzig und nie langweilig waren.

Herbert Rebscher hat sich über viele Jahre profunde Gedanken über die Organisation der Gesundheitsversorgung gemacht. Die umlagefinanzierte gesetzliche Krankenversicherung war für ihn auch im internationalen Vergleich die geeignetste Form, um Versorgungsqualität, Zugang für alle und langfristige Finanzierbarkeit in Einklang zu bringen. Dass dies ein Herzensthema war, konnte man in seinen Publikationen und noch mehr aus den leidenschaftlichen Diskussionen mit Vertretern anderer Lehrmeinungen lesen.

Bei unserem letzten Treffen in München war er wie immer energiegeladen, hellwach und dem äußeren Anschein nach kerngesund. Dass er kurze Zeit später so unvermittelt aus dem Leben gerissen wurde, traf mich daher genauso unvorbereitet und hart wie vermutlich sein gesamtes Umfeld. Ich bin dankbar für die vielen, klugen Gespräche, die ich mit ihm führen durfte, in der er mir seine Sicht in die notwendige, sinnvolle Weiterentwicklung unseres Gesundheitssystems nahegebracht hat. Ihm als Aufsichtsratsvorsitzende der Oberender AG nachzufolgen ist mir eine große Ehre und Verpflichtung.

« Es war immer inspirierend, mit Herbert Rebscher die Entwicklung neuer Behandlungen ‚von bench to bed' zu diskutieren. »

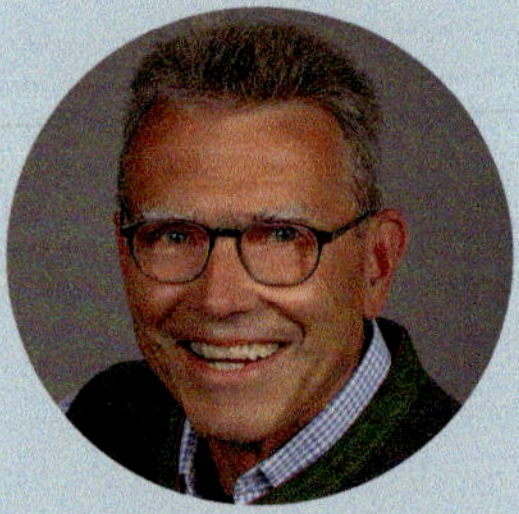 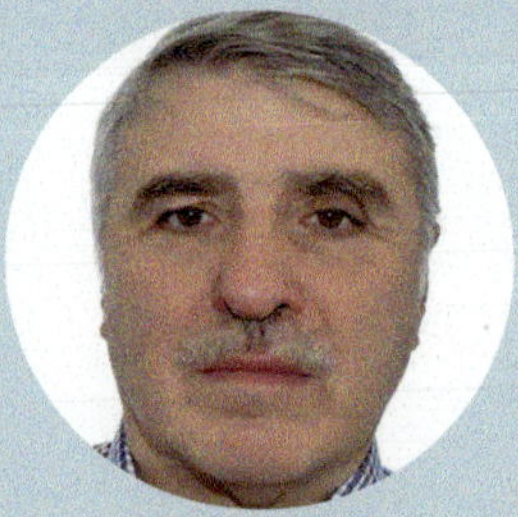

Die Drei von der Bundeswehr

Hans Hatzl

Diplom-Kaufmann, Leitender Angestellter Daimler AG (vor Renteneintritt)

Bernhard Hillesheim

Diplom-Kaufmann, Berufssoldat, pensioniert, letzter Dienstgrad Oberstleutnant

„Ein Freund, ein guter Freund, das ist das Beste, was es gibt auf der Welt …“
(Text Robert Gilbert, Melodie Werner Heymann)

Das Lied von 1930 ist noch älter als die 50-jährige Freundschaft der 3 Hs, **H**erbert (Rebscher), **H**ans (Hatzl) und Bernhard (Hillesheim), genannt **H**ügel.

Unsere Lebenswege kreuzten sich erstmalig im Januar 1974 beim Offizieranwärterlehrgang in der Rolandkaserne in Bremen-Grohn. 9 Monate lang wurde unsere physische und psychische Belastbarkeit für den Offiziersberuf ausgetestet. Danach durften wir zum Studium der Wirtschafts- und Organisationswissenschaften an die Hochschule (heute Universität) der Bundeswehr in München.

3 Fahnenjunker mit unterschiedlichem Temperament und aus verschiedenen Bundesländern (Hessen, Rheinland-Pfalz und Bayern) wuchsen zu einer Gemeinschaft zusammen. Wir hatten unterschiedliche familiäre Hintergründe, waren nicht mit dem „goldenen Löffel" im Mund aufgewachsen und auch deshalb ehrgeizig, strebsam, lernbegierig. Gemeinsames Lernen, gerne mit einem Gläschen Wein oder Bier zum Tagesausklang, führte regelmäßig zu bestandenen Klausuren. Das stärkte den Zusammenhalt.

Mit der feierlichen Beförderung zum Leutnant Im April 1975 erreichten wir im Kloster Ettal voller Stolz die erste Stufe der Offizierslaufbahn. Im Sommer übersprangen wir die Hürde „Vordiplom".

Gemeinsam schrieben wir uns bei Herrn Professor Günter Neubauer im Januar 1976 für das erste gesundheitspolitische Seminar ein. Wir durften sogar eine medizinische Doktorarbeit zum „Kostenbewusstsein im Gesundheitswesen" mit wirtschaftswissenschaftlichem Knowhow anreichern. Damit wurde bei Herbert der Grundstein für ein späteres Berufsleben im Gesundheitswesen gelegt. Seine Lust wurde deutlich am politischen Diskurs mit einem hohen ethischen Anspruch, über den wir uns in unserem Zusatzfach „Christliche Gesellschaftslehre" bei Herrn Professor Eberhard Amelung die Köpfe heiß redeten. Herbert zeichnete sich durch seine schnelle Auffassung, seine Leichtigkeit auch in der erfolgreichen, wortgewandten und überzeugenden Vermittlung schwerer Themen und bei Vorträgen aus. Getragen von Optimismus und sportlicher Fitness fiel ihm das Studium leicht. Im November 1977 schlossen wir es alle Drei in der Mindeststudienzeit ab und erhielten in Anwesenheit unserer Familien die Urkunde „Diplom-Kaufmann" überreicht.

Aus unterschiedlichen Bundeswehrstandorten kamen wir von April 1978 bis zum Februar 1979 als Oberleutnante zu Lehrgängen an der Offizierschule in Hannover und zur „verschworenen" Stubengemeinschaft in Bremen zusammen. Im Jahrhundertwinter 1979 fuhren wir nicht Ski aber dafür stürzten wir uns mutig aus dem ersten Stock als „Freifaller" in die Schneewehen vor der Unterkunft.

Bis 1985 erreichten wir den Dienstgrad Hauptmann an unterschiedlichen Standorten in Deutschland. Unseren Kontakt pflegten wir, obwohl unsere beruflichen Wege danach verschiedene Richtungen nahmen. Hügel wurde Berufssoldat, Hans ging in die Automobilindustrie und Herbert fand beim VdAK in Siegburg den Einstieg in seine Karriere im Gesundheitswesen. Wir trafen uns weiterhin in Siegburg, Koblenz oder Böblingen, oft mit Ehefrauen und unseren Kindern sowie zu legendären Silvesterfeiern. Herbert sahen wir in dieser Zeit mehr im Fernsehen (auch mal auf dem „Heißen Stuhl") als persönlich.

Mit seinem Sprung zur DAK und dem Umzug nach Hesedorf wurde die räumliche Distanz größer und die Terminplanung für Treffen komplizierter. Sie fanden von Weimar und Dresden bis zur Ostsee, von der Landshuter Hochzeit, zum Erklimmen des Donnerkogel im Dachsteingebirge und vom Harz bis auf die Nordseeinsel Texel statt. Mit dem obligatorischen „Koblenzer Schängelche" zur Begrüßung, gutem Essen, stets genügend Riesling – damit Herbert seinen Spruch vom „Riesling in der Blutbahn" loswerden konnte – gab es immer ein herzliches Wiedersehen. Die Wochenenden wurden später als „Ruheständler" in ganzen Wochen zu unvergesslichen Urlauben.

Herbert begegnete uns als kritischer Geist, der uns mit Freude seine Veröffentlichungen präsentierte und trotz aller beruflichen Erfolge und Auszeichnungen als „Tausendsassa" der alte, ehrliche Freund mit Bodenhaftung blieb. Umtriebig, unternehmungslustig, stets zu Blödsinn und lockeren Sprüchen bereit, aber auch ernsthaft, wenn es angebracht war. Jederzeit hilfsbereit, wenn es einem seiner Freunde nicht so gut ging. Dann scheute er keine Mühe zur Beratung oder Kontaktvermittlung zu bestmöglicher medizinischer Versorgung.

Als Fan von Eintracht Frankfurt hisste er nach Siegen mit großem Vergnügen – besonders wenn es gegen den FC Bayern gelang – die Vereinsflagge auf seinem Grundstück und verschickte das Foto per WhatsApp.

Er war zufrieden, wenn er bei seiner Familie auf dem Hof in Hesedorf war, sich körperlich betätigen sowie Gäste verköstigen konnte, und voller Glück, wenn er vom Skifahren mit seinen Enkeln Vincent und Justus erzählte.

So bleibt er uns immer in Erinnerung!

« Ein Freund, ein guter Freund, das ist der größte Schatz, den's gibt. »

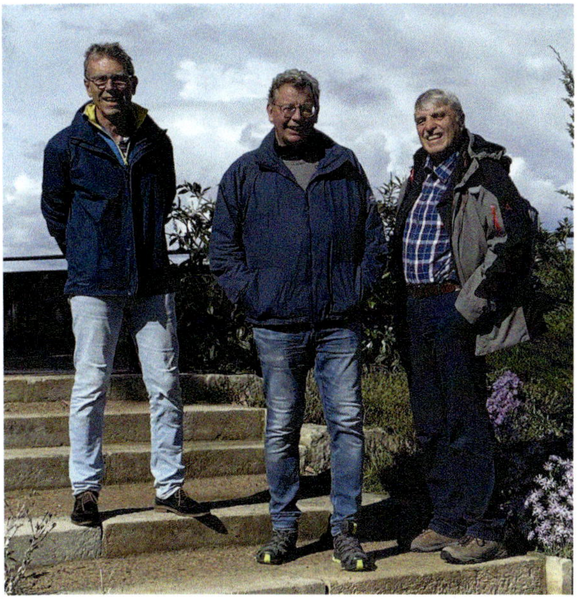

Treffen im Harz, 2022

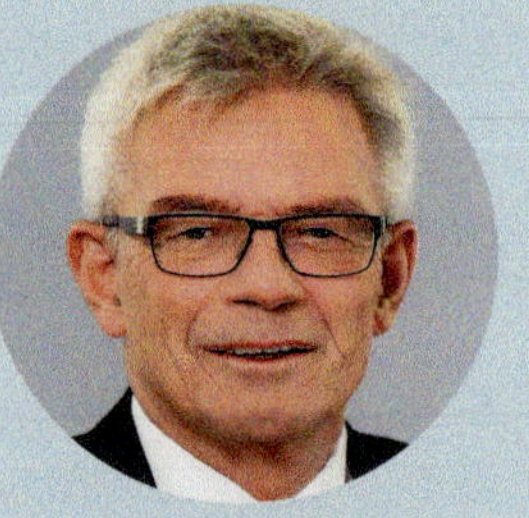

Vermisst: Brillanter Kopf und Freund

Prof. Josef Hecken

Unparteiischer Vorsitzender des Gemeinsamen Bundesausschusses

Ich habe Herbert Rebscher in den 1990er Jahren kennengelernt, als ich im Büro von Bundesminister Norbert Blüm gearbeitet habe. Herbert Rebscher, damals Vorstandsvorsitzender des Verbandes der Angestellten-Krankenkassen, und Norbert Blüm trafen sich häufig zu Gesprächen, die sehr oft länger als geplant dauerten. Denn sie wurden zu Grundsatzdiskussionen über das Verhältnis von Wirtschaftsökonomie und Sozialpolitik. Bei diesen Gesprächen sind mir die Gradlinigkeit, die Prinzipientreue und der gesundheitsökonomische Kompass von Herbert Rebscher aufgefallen, der aber immer mit einem klaren Bekenntnis zur sozialstaatlichen Verantwortung für die Menschen verbunden war. Während Norbert Blüm Gesundheitsökonomen gerne als „neoliberale Geisterfahrer auf der Bahn einer freiheitlich-solidarischen Sozialpolitik" bezeichnete, betonte Herbert Rebscher immer die Bedeutung auch ökonomischer Fragestellungen, um die Finanzierbarkeit und Akzeptanz des Sozialstaates zu sichern und zu erhalten.

Dabei war sich Herbert Rebscher jedoch immer der unabdingbaren, besonderen Sensibilität der Diskussion gesundheitsökonomischer Aspekte im sozialstaatlichen Gefüge bewusst. In der Festschrift für Günter Neubauer hat er richtigerweise geschrieben, dass „je näher Wissenschaft jedoch im Zusammenhang mit konkreten Problemlagen gesundheitspolitischer Gestaltung entwickelt wird, um so sensibler sollte sich die Wissenschaft ihrer spezifischen Funktionalität, nämlich der Suche nach Erkenntnis, Bewusstsein und von der politischen Funktionalität, der des normativen Entscheidens abgrenzbar und unterscheidbar halten." Für ihn war klar, dass Wissenschaft – und damit auch Ökonomie – ein wichtiges Instrument im Prozess der politischen Entscheidungsfindung ist, dass sie aber weder selbst Werte setzen noch Normen begründen kann, weil dies in offenen Gesellschaften dem politischen Prozess und damit dem Ringen um gesellschaftliche Akzeptanz überantwortet ist.

So hat er oft Bezug auf die Warnung des US-amerikanischen Gesundheitsökonomen Uwe E. Reinhardt genommen, der zu seinen Studenten immer gesagt haben soll: „Wenn Ökonomen und andere Akteure in der Gesundheitspolitik in ihre normative Art verfallen und wenn sie vorgeben, wissenschaftliche Methoden anzuwenden, um vorzuschlagen, was getan werden ‚muss' und was ‚effizient' ist, dann sollte eine Alarmsirene losgehen, denn die Wahrscheinlichkeit ist hoch, dass Sie es entweder mit jemandem zu tun haben, der seine politischen Absichten hinter der Maske der Wissenschaft verbirgt, oder aber mit jemandem, der sich der Grenzen der Ökonomie als Wissenschaft nicht hinlänglich bewusst ist."

Auf der Basis dieser sehr richtigen Einschätzung der notwendigen Verzahnung von Ökonomie und Sozialpolitik, die nach Norbert Blüm „immer auf der dünnen Haut von Menschen geschrieben wird", ist Herbert Rebscher in der Gesundheitspolitik immer dem Leitbild eines solidarischen Wettbewerbs gefolgt. Dabei war für ihn klar, dass allein der Beitragssatz als Hauptsteuerungselement im Kassenwettbewerb nicht funktioniert. Vielmehr ist er nur Ausdruck einer historisch wie regional zufälligen oder sehr bewusst und aktiv als Strategie eingesetzten Variante von Risikoselektion und konnte daher kein geeigneter Wettbewerbsparameter sein. Deshalb setzte sich Herbert Rebscher vehement für die Entwicklung von Methoden ein, mit denen die verschiedenen Krankenkassenbeiträge als Wirtschaftlichkeitsunterschiede definiert werden konnten. Zugleich machte er sich dafür stark, durch geeignete Modelle des Risikostrukturausgleichs Wettbewerbsverzerrungen aufgrund der Versichertenstruktur auszuräumen. Unter diesen Voraussetzungen sollten Selektivverträge dann einen fairen Wettbewerb um echte Leistungsinhalte eröffnen.

Heute sind diese Grundannahmen des solidarischen Wettbewerbs unabhängig von der Frage, ob es Nachsteuerungen und Korrekturen im morbiditätsorientierten Risikostrukturausgleich geben soll oder gar muss, unangefochtene Prinzipien in der gesetzlichen Krankenversicherung. Herbert Rebscher hat zeit seines Lebens dafür gekämpft und ist auch Widerständen nie aus dem Weg gegangen.

Gradlinigkeit, Prinzipientreue und ein klarer Kompass beschreiben Herbert Rebscher aber nur unvollständig. Er war auch ein begnadeter Redner und Kommunikator, der andere überzeugen konnte, weil er eben auch ein überaus einnehmender und angenehmer Mitmensch mit der Fähigkeit zu echter Empathie war.

Ein solches „Gesamtpaket“ gibt es selten: Lieber Herbert, ich vermisse Dich!

> « Herbert Rebscher war bekannt für seine Gradlinigkeit, Prinzipientreue und seinen gesundheitsökonomischen Kompass, der stets mit einem klaren Bekenntnis zur sozialstaatlichen Verantwortung für die Menschen verbunden war. »

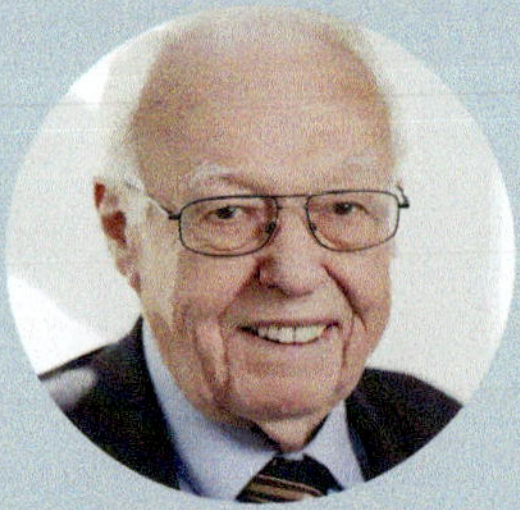

Ein langjähriger Weggefährte: Herbert Rebscher und seine prägenden Impulse für das deutsche Gesundheitswesen

Dr. Rainer Hess

Fachanwalt Medizinrecht, bis 2012 Vorsitzender des Gemeinsamen Bundesausschusses

Mit Herbert Rebscher verbindet mich ein langer gemeinsamer beruflicher Lebensweg und darauf basierend, eine persönliche Freundschaft. Beruflich waren wir zunächst an zwei Fronten tätig. Herbert Rebscher ab 1988 als Geschäftsführer des MDK und ab 1992 als Vorstandsvorsitzender des VdAK und ich als Justiziar und ab 1988 als HGF der KBV. Es war eine schwere Zeit für die Gemeinsame Selbstverwaltung von Ärzten und Ersatzkassen: Regionalisierung der bis 1992 bundeseinheitlichen Vertragsbeziehungen von VdAK/AEV und der KBV (AEV/EGO); gesetzliche Budgetierung der vertragsärztlichen Gesamtvergütung ab 1993 zunächst für drei Jahre, aber dann bis 2005 ohne Berücksichtigung des medizinischen Leistungsbedarfs.

In diese Zeit fielen die jährlichen Treffen zu der von Staatssekretär a.D. Prof. Beske, Leiter des Instituts für Gesundheits-Systemforschung (IGSF) anlässlich der jeweiligen Eröffnung der Kieler Woche organisierten Pressekonferenzen. Die Eröffnung der Kieler Woche wird regelmäßig begleitet von der Segelregatta Kiel-Eckernförde. Aufgrund von Kontakten zur Fresenius Klinik und dem dort als Oberarzt tätigen Olympiasieger Jörg Diesch im Flying Dutchman, 1976 Montreal, hatten wir die Chance an dieser Regatta teilzunehmen. Wir, das waren neben Herbert und mir, Hans-Jürgen Ahrens, AOK, Rolf Stuppardt, IKK und Jörg Robbers, DKG. Wir lagen gut im Rennen, als das Vorsegel riss. Trotzdem war es für uns alle ein sportliches Erlebnis, dass wir in den Folgejahren ohne einen Olympiasieger als Skipper, zweimal chancenlos, aber glücklich wiederholt haben. Horst Seehofer hat als damaliger Bundesgesundheitsminister von dieser Segelkameradschaft Wind bekommen und in einem Interview im Spiegel eine solche Kumpanei zwischen Vertretern der Krankenkassen und der Leistungserbringer ironisch, aber heftig als „Seilschaft" kritisiert. Wir hätten die Teilnahme trotzdem wiederholt, konnten aber kein geeignetes Schiff dafür finden. Die Segelleidenschaft hat Herbert und mich aber nicht mehr losgelassen, allerdings verlagert in das wärmere Mittelmeer.

Das Miteinander von sozialpolitischen Auseinandersetzungen und gemeinsamen gesellschaftlichen Treffen zeigt, dass die wechselseitige Abhängigkeit als Vertragspartner von für beide Seiten tragbaren Verhandlungsergebnissen zwangsläufig zu regelmäßigen persönlichen Begegnungen führen muss, die jedenfalls damals ohne begleitende Gespräche in einem geselligen Rahmen kaum denkbar waren.

Herbert Rebscher war die treibende Kraft für die Gründung der Deutsch-Schweizer Gesellschaft für Krankenversicherung (DSGK), die sich zu einer Plattform für den Austausch von Erfahrungen und von Systemvergleichen der beiden Versicherungs- und Versorgungsstrukturen entwickelt hat. Begleitet wird das Fachprogramm von einem kulturellen und gesellschaftlichen Rahmenprogramm an einem abwechselnd in der Schweiz und in Deutschland ausgesuchtem Tagungsort. Herbert Rebscher hat für das Fachprogramm der deutschen Seite die jeweils entscheidenden Impulse gegeben und vor Ort für eine strenge Sitzungsdisziplin gesorgt. Es ist seinem Überzeugungstalent zu verdanken, dass er die vortragenden Teilnehmer jeweils zu einer fristgerechten Erstellung eines schriftlichen Beitrages für einen veröffentlichten Tagungsband gewinnen konnte. Die publizierten sechs Tagungsbände sind eine wertvolle Grundlage für einen Vergleich der Versorgungssysteme beider Länder.

In der gesundheits- und sozialpolitischen Bewertung des deutschen Gesundheitssystems kommt der Einordnung wettbewerblich ausgerichteter Versorgungsstrukturen eine entscheidende Bedeutung zu. Herbert Rebscher hat dazu, häufig different zu seinen Kollegen von anderen Krankenkassen, gestützt auf eine Ausarbeitung des IGES die Auffassung vertreten, dass Wettbewerb notwendig ist, um erstarrte Strukturen aufzubrechen und neue Strukturen zu entwickeln, Wettbewerb aber kein Selbstzweck ist, sondern als Suchprozess in das „System einer sozialen Wettbewerbsordnung" zu integrieren ist. Mit dieser, auch von mir vertretenen, aus dem Sachleistungssystem abgeleiteten Einordnung von Wettbewerb in der GKV kann man sich in Zeiten einer gesundheitspolitischen Wettbewerbseuphorie politisch nicht beliebt machen.

Herbert Rebscher war mir wegen seiner intellektuellen Argumentationsstärke und seiner jugendlich wirkenden Tatkraft ein verlässlicher Freund, dessen sozialökonomischen Bewertungen mich als Juristen immer überzeugt haben. Sein allzu früher Tod ist ein Verlust für das deutsche Gesundheitswesen.

« Herbert Rebscher war mir wegen seiner intellektuellen Argumentationsstärke und seiner jugendlich wirkenden Tatkraft ein verlässlicher Freund, dessen sozialökonomischen Bewertungen mich als Juristen immer überzeugt haben. »

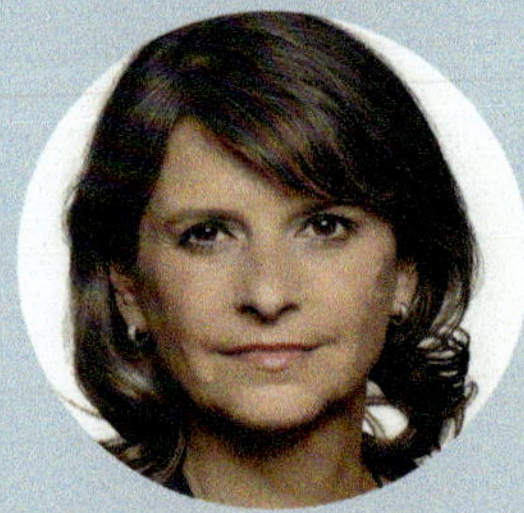

Diskurs als Ausweg aus der Krise

Dr. Regina Klakow-Franck

Ehemaliges Unparteiisches Mitglied des G-BA,
Stellv. Vorsitzende des Frankfurter Forums

Herbert Rebscher hat gern gelesen. Die zwei Bücher, über die ich mich noch gern mit ihm unterhalten hätte, könnten auf den ersten Blick nicht unterschiedlicher sein: „Fabelhafte Rebellen" und „Modern Monetary Theory". Das eine ein dicker Schmöker über die Keimzelle der Romantik, den Jenaer Kreis um Caroline Böhmer, die Schlegels und Novalis. Das andere ein schmales Bändchen über den Versuch, eine kopernikanische Wende in der deutschen Volkswirtschaftslehre herbeizuführen.

Herbert war von beiden Themen begeistert: Von der „Erfindung des Ich", wie es die Bestseller-Autorin Andrea Wulf nennt, womit die Entstehung der Idee des freien Willens vor dem Hintergrund der französischen Revolution gemeint ist: Der frühromantische Glaube an die Macht der Ideen und die Kraft der Worte, gesellschaftliche Veränderungen herbeizuführen. Ebenso erfreut war Herbert über den Versuch von Dirk Ehnts, die Axiome der vorherrschenden akademischen Volkswirtschaftslehre infrage zu stellen und einen Weg aus der Sackgasse des Verbots der Staatsverschuldung aufzuzeigen.

So unterschiedlich die konkreten Sujets der beiden Bücher sind, so offensichtlich sind doch die Parallelen: In beiden Fällen handelt es sich um Suchprozesse vor dem Hintergrund politischer und wirtschaftlicher Krisen, die durch die Veränderungsunwilligkeit des bestehenden Systems hervorgerufen wurden. In dem einen Fall handelt es sich um den Zusammenbruch des feudalistischen Gesellschaftssystems in Europa, deren absolutistische Herrscher bis zum bitteren Ende an ihrer von Gott verliehenen Macht festhielten. Im anderen Fall – rund zweihundert Jahre später und zugegebenermaßen nicht so blutig, aber auch dramatisch – hat eine neoliberale Finanzpolitik nicht nur zu einem Staatsbankrott von Griechenland geführt, sondern zu einer volatilen bis prekären wirtschaftlichen Situation in der gesamten EU. Diese dauert bis heute an, mit einer wachsenden Unzufriedenheit und EU-Feindlichkeit in der Bevölkerung, was sich zu einer gesellschaftlichen Krise mit einer den USA vergleichbaren Spaltung der Gesellschaft auswachsen könnte. In diesem Kontext stellt sich die Prognose der steigenden Zusatzbeiträge für die gesetzliche Krankenversicherung nicht als isoliertes Problem des Gesundheitssystems, sondern als Indikator für die Krise unserer Volkswirtschaft mit Folgerisiken für unsere demokratische Gesellschaftsform dar.

So oder so ähnlich hätten wir die Themen im Frankfurter Forum diskutiert, deren Vorsitzender Herbert von 2017 bis zu seinem Tod war. Eine Thematik aus verschiedenen Perspektiven und auf verschiedenen Ebenen beleuchten, Querbezüge herstellen, vermeintlich unumstößliche Grundannahmen auf den Prüfstand stellen, offen sein für neue Ideen – dies war Herberts Grundhaltung. Kommunikation, Diskurs, Lern- und Veränderungsbereitschaft sind Grundvoraussetzungen für einen Change im Gesundheitssystem, aber auch für ein demokratische Gesellschaft insgesamt, gerade wenn man Grundprinzipien wie Freiheit des Einzelnen und Solidarität erhalten will.

Herbert Rebscher war kein Rebell, aber ein Reformer. Politische und wirtschaftliche Entwicklung diskursiv vorantreiben, das war sein Prinzip von

Leadership. Mit seinem Namen verbinden sich die Ideen zu einer solidarischen Wettbewerbsordnung und eines lernenden Versorgungssystems. Er war fast sein ganzes Berufsleben lang ein Spitzenvertreter der Selbstverwaltung im GKV-System, aber eben kein typischer Interessenvertreter der „Kassenseite", sondern offen für Dialog und Kooperation, auch mit der „Ärzteseite". Wesentliche Elemente für einen Qualitätswettbewerb im deutschen Gesundheitswesen – Qualitätssicherung- und Qualitätsmanagement-Maßnahmen – gehen auf Initiativen der gemeinsamen Selbstverwaltung zurück, wie die Gründung der BQS (Bundesgeschäftsstelle Qualitätssicherung) und des Zertifizierungsverfahrens KTQ© (Kooperation für Transparenz und Qualität im Gesundheitswesen); beides wurde maßgeblich vom seinerzeitigen VdAK (Verband der Angestellten-Krankenkassen) unterstützt, dessen Vorstandsvorsitzender Herbert Rebscher war. Im Rückblick ebenso konsequent ist Herberts Engagement für die Förderung von Versorgungsforschung, was er nach Ausscheiden aus der DAK mit der Gründung eines eigenen Instituts für Gesundheitsökonomie und Versorgungsforschung intensivierte. Und es passt auch zu seiner Offenheit für alternative Initiativen, dass er sich in der Bürgerbewegung Finanzwende engagierte, die der Finanzlobby entgegentreten und eine nachhaltige, ökologische Finanzpolitik auf den Weg bringen will.

Herbert Rebscher fehlt – er fehlt mir persönlich als inspirierender Gesprächspartner, und er fehlt in der gesundheitspolitischen Diskussion als Freigeist mit Weitblick.

« Herbert Rebscher war kein Rebell, aber ein Reformer. Politische und wirtschaftliche Entwicklung diskursiv vorantreiben, das war sein Verständnis von Leadership. »

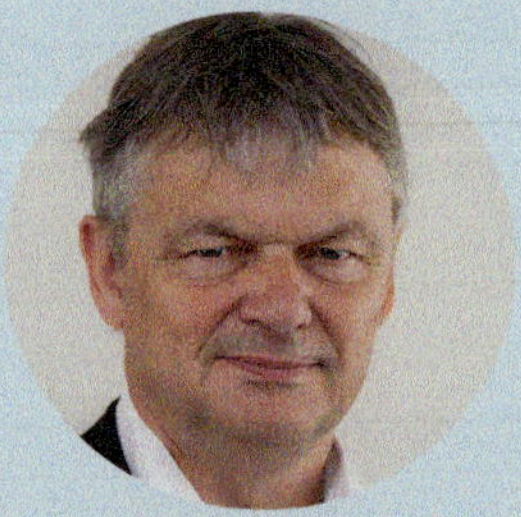

Ein Gesundheitswissenschaftler mit Sinn für die Pflege

Prof. Dr. Thomas Klie

Leiter des Instituts AGP Sozialforschung Freiburg/Berlin, verantwortlich für die DAK-Pflegereporte, Rechtsanwalt, Justitiar der VdPB und Politikberater

Es war Herbert Rebscher, der die Tradition der DAK-Pflegereporte begründete und die von ihm in vielfältiger Weise beförderte Versorgungsforschung auch auf die (Langzeit-)Pflege bezog. Mit ihm an der Seite war es möglich, inhaltlich aber auch methodisch neue Wege zu gehen: Ich habe Herbert Rebscher immer als einen neugierigen, streitbaren, weltoffenen Menschen erlebt. Seine persönliche Ausstrahlung erreichte viele – auch mich. Er war ein Menschenfreund und Menschenfänger und schenkte Vertrauen: Eine riskante aber für die Zukunftsfähigkeit unserer Gesellschaft unverzichtbare Währung.

Drei Bilder tauchen vor meinem inneren Auge auf, wenn ich an Herbert Rebscher denke:

Im Foyer des saarländischen Gesundheitskongresses steht er um einen der Stehtische, umringt von Kolleginnen und Kollegen mit dem ihm eigenen und gegebenen Strahlen, das er in seinem Gesicht entfalten konnte. Es prägte die Atmosphäre.

Auch im Saarland die zweite mir präsente Szene: Wir besuchten gemeinsam den Pflegestützpunkt in St. Wendel in einer kommunalen Pflegekonferenz. Herbert Rebscher zog sich nicht zurück auf die Vorstandsetage und begnügte sich nicht mit Grußworten. Jackett aus, Ärmel hochgekrempelt: so ging er in viele Diskussion, nah an den Menschen und nah an den Partnern wie den Kommunen, ohne die die Sicherstellung der pflegerischen Versorgung nicht gelingen kann. Strategisch gesprochen: Kassenwettbewerb und Rückbindung gesundheitswissenschaftlicher und -politischer Fokussierung der kommunalen Handlungsebene schlossen sich bei ihm keineswegs aus.

Uns allen im wissenschaftlichen Beirat der DAK ist Herbert Rebscher als Vorsitzender dieses Gremiums in lebendiger Erinnerung. Bei der letzten von ihm geleiteten Sitzung war ich aus Südfrankreich zugeschaltet: Ich erlebte ihn dort – wie stets – mit seiner Klugheit, seinem Esprit und seiner Präsenz: Die Disziplin dürfte er in seiner zwölfjährigen Offizierslaufbahn in der Bundeswehr erlernt haben, seinen wissenschaftlichen Eros hat er später in bemerkenswerter Weise entwickelt – und dies nicht als Alleinkämpfer, sondern multidisziplinär und in den ihm so wichtigen, vertrauensgetragenen Netzwerken, das sich auch im wissenschaftlichen Beirat der DAK bis heute abbildet.

Menschen wie Herbert Rebscher fehlen in einer Zeit, in der wir uns komplexen Herausforderungen mit Weltoffenheit und mit Klugheit und Vertrauen in die Zukunft zu stellen haben.

« Menschen wie Herbert Rebscher fehlen in einer Zeit, in der wir uns komplexen Herausforderungen mit Weltoffenheit und mit Klugheit und Vertrauen in die Zukunft zu stellen haben. »

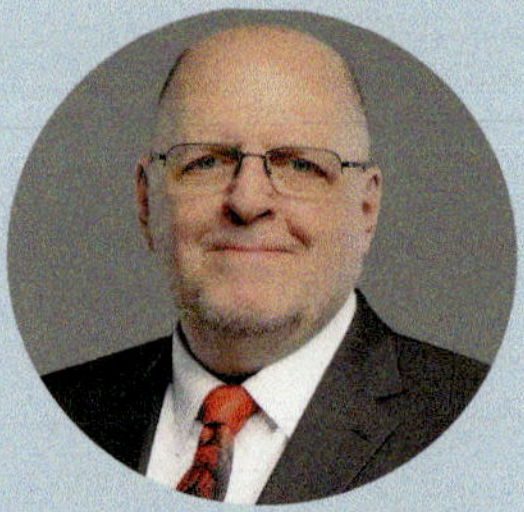

Grundlagen einer modernen sozialen Krankenversicherung – Herbert Rebschers Beitrag zur Versöhnung von Solidarität und Wettbewerb

Franz Knieps

Vorstandsvorsitzender des BKK-Dachverbands, Berlin

In der Geschichte der Gesundheitspolitik (näher dazu Knieps/Reiners, Gesundheitsreformen in Deutschland, Bern 2015) gibt es wenig Zweifel, dass der Kompromiss von Lahnstein im Herbst 1992 und dessen gesetzgeberische Umsetzung im Gesundheitsstrukturgesetz (GSG) vom 21.12.1992 (BGBl. I S. 2266) eine der bedeutendsten Reformen im Gesundheitswesen, wenn nicht gar die wirkmächtigste Veränderung in der Nachkriegszeit ausgelöst haben. Die Gleichstellung von Arbeitern und Angestellten im Krankenversicherungsrecht, die Einführung einer allgemeinen Kassenwahlfreiheit für (fast) alle Mitglieder und die schrittweise Implementierung eines allgemeinen kassenartenübergreifenden Risikostrukturausgleichs stellte das altehrwürdige Organisationsgefüge der Gesetzlichen Krankenversicherung (GKV) vor große Herausforderungen. Die Krankenkassen und ihre kassenartenbezogenen Verbände waren auf diese Veränderungen nicht vorbereitet. Jede Kassenart hatte sich Vorschläge ausgedacht, die dem eigenen System Vorteile gegenüber der Konkurrenz bringen sollten. Die AOK plädierte mehrheitlich für ein Zuweisungsmodell im Sinne der Arbeitgeberverbände, die Ersatzkassen wollten die bestehenden Zugangsbeschränkungen speziell für Angestellte erhalten, die BKK schaute auf ihre günstigen Beitragssätze und wandte sich entschieden gegen neue Ausgleichssysteme. Zugleich drohte dem alten System aus Zuweisungen und beschränkten Wahlrechten der Exitus aus Karlsruhe. Dort hatten mehrere Metallarbeiter gegen die Zwangsmitgliedschaft in einer Primärkasse mit sehr hohen Beitragssätzen geklagt, und alle Beobachter gingen davon aus, dass diese Verfassungsbeschwerden Erfolg haben würden.

« Herbert Rebschers Verdienst ist es, die eigentlich antagonistischen Prinzipien Wettbewerb und Solidarität miteinander zu versöhnen, den überraschten Kassenvertretern eine neue Identität zu geben und die Fortsetzung der Reformpolitik in Richtung Vertragswettbewerb einzuleiten. »

In dieser Situation ergriff der der stellvertretende Geschäftsführer der Ersatzkassenverbände Herbert Rebscher die Initiative und lud eine kleine Gruppe von politischen Mitarbeitern aller Kassenarten zum Gespräch nach Siegburg ein. Darunter waren Robert Paquet und Karlheinz Schönbach vom BKK-Bundesverband, Gernot Kiefer für den IKK-Bundesverband sowie Bettina am Orde und der Verfasser für den AOK-Bundesband. Ergebnis einer intensiven Debatte im Laufe des Jahres 1994 war ein gemeinsames Positionspapier der Arbeitsgemeinschaft aller Spitzenverbände. Das sog. ochsenblutrote Papier mit dem Titel „Solidarische Wettbewerbsordnung als Grundlage für eine zukunftsorientierte gesetzliche Krankenversicherung" bildete die Grundlage für eine ordnungspolitische Ausrichtung der GKV, die Kassenwahlfreiheit und Wettbewerb als wesentliche Instrumente zur Steigerung von Effizienz und Qualität ansieht und die solidarischen Grundlagen dieses Sozialversicherungszweigs bekräftigt (Einzelheiten bei Rebscher, Solidarische Wettbewerbsordnung: Zukunftskonzept gegen staatliche Regulierung, Arbeit und Sozialpolitik 1-2/1994, 42-48).

Herbert Rebschers Verdienst ist es, die eigentlich antagonistischen Prinzipien Wettbewerb und Solidarität miteinander zu versöhnen, den überraschten Kassenvertretern eine neue Identität zu geben und die Fortsetzung der Reformpolitik in Richtung Vertragswettbewerb einzuleiten. Das sollte aber noch einige Jahre dauern, denn die ausgelaugte schwarz-gelbe Koalition war – anders als die oppositionelle SPD – nicht zu einem Lahnstein II bereit. Bundeskanzler Kohl hatte die Gesundheitspolitik der FDP überlassen, so dass Gesundheitsminister Seehofer vor der Bundespressekonferenz höhnte, er müsse nicht mehr viel arbeiten und sei jetzt Teil des Regierungsprojekts Humanisierung der Arbeit. Erst Ulla Schmidt aktivierte einen funktionalen Wettbewerb speziell in der ambulanten ärztlichen Versorgung, wurde jedoch bei dieser Entwicklung politisch und juristisch ausgebremst. Die Leistungserbringer mauerten sich im Kollektivvertragssystem ein. Zaghafte Versuche, über Selektivverträge die integrierte Versorgung in Gang zu setzen, wurden vom Bundessozialgericht konterkariert. Aber auch die Krankenkassen bekleckerten sich nicht mit Ruhm. Herbert Rebscher sah keine kurzfristige Perspektive, die fachärztliche Versorgung aus dem KV-System zu lösen und auf der Basis von befristeten Einzelverträgen zu organisieren. Das versetzte einer gemeinsamen Weiterentwicklung von Rot-Grün mit den Unionsparteien den entscheidenden Schlag. Da hilft es, dass fünfzehn Jahre nach Erscheinen des ochsenblutroten Papiers bedeutende Gesundheitsökonomen – darunter auch Herbert Rebscher – noch einmal Grundprinzipien, Reformbaustellen und Perspektiven systematisch auf den Prüfstand gestellt haben (Cassel/Jacobs/Vauth/Zerth, Solidarische Wettbewerbsordnung, Heidelberg 2014). Ergebnis: Die Überlegungen von Herbert Rebscher und Kollegen sind zeitlos aktuell. Deshalb bleibt zu hoffen, dass einige Ideen in der neuen Koalition der Unionsparteien mit der SPD den Weg ins völlig überregulierte Gesundheitsrecht finden.

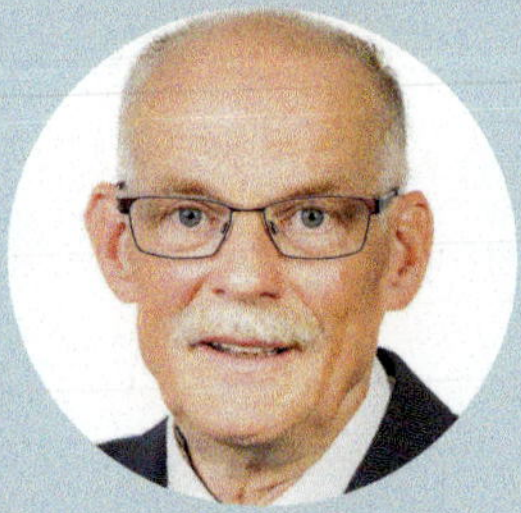

Im Netz von Herbert Rebscher

Dr. Johannes Knollmeyer

Stellvertretender Vorsitzender des Verwaltungsrats der DAK-Gesundheit

Zum 1. Januar 2012 wurden die drei Krankenkassen BKK Gesundheit, BKK Axel Springer AG und die DAK zur DAK-Gesundheit fusioniert. Die drei Verwaltungsräte hatten die dafür notwendigen Beschlüsse einstimmig gefasst. Alle drei Kassen mussten einen Zusatzbeitrag von 8 € monatlich von ihren Versicherten erheben. Erhebliche Verluste von Mitgliedern waren bei allen drei Fusionskassen die Folge. Überwiegend junge Mitglieder verließen die Kassen mit der Folge, dass die Kosten für die Versorgung der alternden Versicherten und auch die Aufwendungen für die Verwaltung, hauptsächlich durch die Menge der Leistungsanträge bedingt, immer weiter angestiegen sind. In der fusionierten DAK-Gesundheit verfolgten wir das Ziel, den ungeliebten Zusatzbeitrag zukünftig zu vermeiden. In dieser Zeit hatte ich erstmals persönlichen Kontakt mit Herbert Rebscher.

Ich wohnte und arbeitete in Frankfurt und hatte damit immer ein Gesprächsthema mit Herbert nämlich die Frankfurter Eintracht. In dieser Zeit war der sportliche Erfolg der Fussball-Bundesligaprofis von Höhen und Tiefen geprägt. Herbert erwies sich als unerschütterlicher und treuer Fan der Eintracht. Ihm hätte die aktuell erfolgreiche Episode des Vereins sicherlich viel Freude bereitet. Herbert Rebscher wurde vom Verwaltungsrat zum Vorsitzenden des Vorstands gewählt. Durch die Mitgliedschaft im Hauptausschuss und stellvertretend in weiteren Gremien des Verwaltungsrats begründete sich ein intensiver Kontakt mit Herbert und auch eine gegenseitige Wertschätzung. Einmal jährlich fanden Sitzungen außerhalb der Hamburger Kassenzentrale statt. Im August 2015 tagte der Hauptausschuss im Niedersachsenhof in Gyhum Sick. Nach der Vorbesprechung am Nachmittag hatte Herbert einen Besuch in Nartum im frisch renovierten Haus Kreienhoop, dem Sitz der Kempowski Stiftung, organisiert. Bei strahlendem Sonnenschein war die Begehung von Haus und Garten ein besonderer Genuss. Herbert war im Vorstand der Kempowski Stiftung und kümmerte sich in dieser Rolle um die Finanzen. Herbert hatte für uns die Türen zu dem beeindruckenden Gebäudeensemble und seiner Bewohnerin Hildegard Kempowski geöffnet. Ich spürte, dass dieses Haus als Stätte des Austausches und der Gastfreundlichkeit aber auch für die Kreativität eines Autors sehr förderlich war. Jeder Gebäudeteil hat seine spezielle Geschichte. Die Geschichten und das Lebenswerk Walter Kempowskis wurden uns von einer kundigen Mitarbeiterin der Stiftung erklärt. In der riesigen Bibliothek erfuhren wir viel Hintergründiges besonders zur umfassenden Materialsammlung, die unter dem Titel Echolot in zehn Bänden veröffentlicht worden ist. Nach kurzer Zeit stieß Hildegard Kempowski zu uns und ließ uns an vielen persönlichen Erinnerungen teilhaben. Während des Besuches spürte man die gegenseitige Wertschätzung zwischen Herbert Rebscher und Hildegard Kempowski, denn Herbert Rebscher brachte durch seine Mitarbeit im Kuratorium seine Expertise ein und regelte finanzielle Angelegenheiten der Stiftung.

Den Abend verbrachten wir auf Einladung von Herbert auf dem bäuerlichen Anwesen der Rebschers in Gyhum. Die gesamte Familie Rebscher erwies sich an diesem Abend als großartige Gastgeber. Als erstes wurde ein Rundgang über den Hof und seine Gebäude absolviert. Pferde, landwirtschaftliches Gerät und auch das Motorrad wurden einer Besichtigung und Begutachtung unterzogen. Dem Motorrad von Herbert galt mein besonderes Interesse, denn bisher kannte ich sein Motorrad nur von Bildern und Erzählungen. Dann ging es in den gerade fertig umgebauten ehemaligen Schweinestall, liebevoll Wutzbau genannt. Dort verbrachten wir den Abend und wurden mit köstlichen Speisen frisch vom Grill versorgt. Dazu wurden die zu Grillgerichten passenden Getränke angeboten. Mit dem Wutzbau war Herberts zukünftiger Arbeitsmittelpunkt entstanden. Nachdem Herbert Rebscher den Vorsitz des Vorstands an Andreas Storm abgegeben hatte, diente der Wutzbau dem Sitz seiner Neugründung, dem Institut für Gesundheitsökonomie und Versorgungsforschung (IGV research). Damit machte Herbert Rebscher seine persönliche Präferenz zu einer sinnstiftenden Aufgabe nach dem Ausscheiden aus dem Amt des Vorstandsvorsitzenden der DAK-Gesundheit. Ein zweiter beeindruckender Ort der Gastfreundschaft und Arbeitsmittelpunkt gleichermaßen unter einem Dach vereinte wurde uns an diesem Tage präsentiert. Noch lange Zeit später sprachen die Teilnehmer von einer sehr gelungenen Auswärtssitzung.

Eines Tages fragte Herbert mich, ob ich Interesse an einer Mitarbeit im Kuratorium der Stiftung des Instituts für Herzinfarktforschung (IHF) in Ludwigshafen hätte. Er könne sich vorstellen, mich für eine Mitarbeit in diesem hochkarätigen und multiprofessionell besetzten Gremium vorzuschlagen. Das Kuratorium setzte sich aus Wissenschaftlern, Klinikern und Politikern zusammen. Prof. Senges hat die Stiftung gegründet und in der Wissenschaft viel beachtete Studienergebnisse publiziert. In Ludwigshafen wurde Versorgungsforschung und klinische Forschung auf höchstem Niveau erfolgreich betrieben. Mehrere Handlungsfelder wurden von der Stiftung verfolgt. Zu den Arbeitsgebieten zählen die Prävention und Therapie des Herzinfarktes, die Wirkung der Anwendung therapeutischer Richtlinien, die Übertragbarkeit der Richtlinien in die medizinische Praxis und, last but not least, Aufklärungsaktionen in der Bevölkerung. Es war eine besondere Ehre für mich, diesem Gremium auf Empfehlung Herbert Rebschers anzugehören. Im Rahmen der Sitzungen des Kuratoriums wurden die laufenden und abgeschlossenen Projekte der Stiftung auf dem Gebiet der Herzinfarktforschung vorgestellt und neue Projektideen mit dem Kuratorium diskutiert. Aber auch zur Frage der weiteren Entwicklung der Stiftung wurde die Expertise des Kuratoriums eingesammelt.

In verschiedenen Kontexten habe ich Herbert Rebscher als äußerst kompetenten und streitbaren Wissenschaftler erlebt. Er vertrat seine Meinungen sehr engagiert, war aber guten abweichenden Argumenten immer aufgeschlossen. Ich war immer wieder über die Größe seines Netzwerkes erstaunt. Sein riesiges Netzwerk hat er immer wieder genutzt, um Meinungen einzuholen und auch um Meinungen zu machen. Ein von ihm mit großer Vehemenz vertretenes Thema begleitet uns bis heute und wartet auf eine nahhaltige Lösung: eine solidarische Wettbewerbsordnung. Herbert war der festen Überzeugung, dass die soziale Krankenversicherung im Wettbewerb dann bestehen kann, wenn dafür ein geeigneter Rahmen durch die Politik gesetzt wird und fortlaufend eine Überprüfung und Nachbesserung erfolgt. Herbert hätte es sicher gut gefallen, wenn er die Resolution des Verwaltungsrats der DAK-Gesundheit im Dezember 2024 noch erlebt hätte. Sein plötzlicher für uns alle unerwarteter Tod hat das leider verhindert. Wir werden die Idee von Herbert im Verwaltungsrat der DAK-Gesundheit konsequent weiterverfolgen. Zum Wohle der Versicherten dieser Kasse.

« In verschiedenen Kontexten habe ich Herbert Rebscher als äußerst kompetenten und streitbaren Wissenschaftler erlebt. Er vertrat seine Meinungen sehr engagiert, war aber guten abweichenden Argumenten immer aufgeschlossen. »

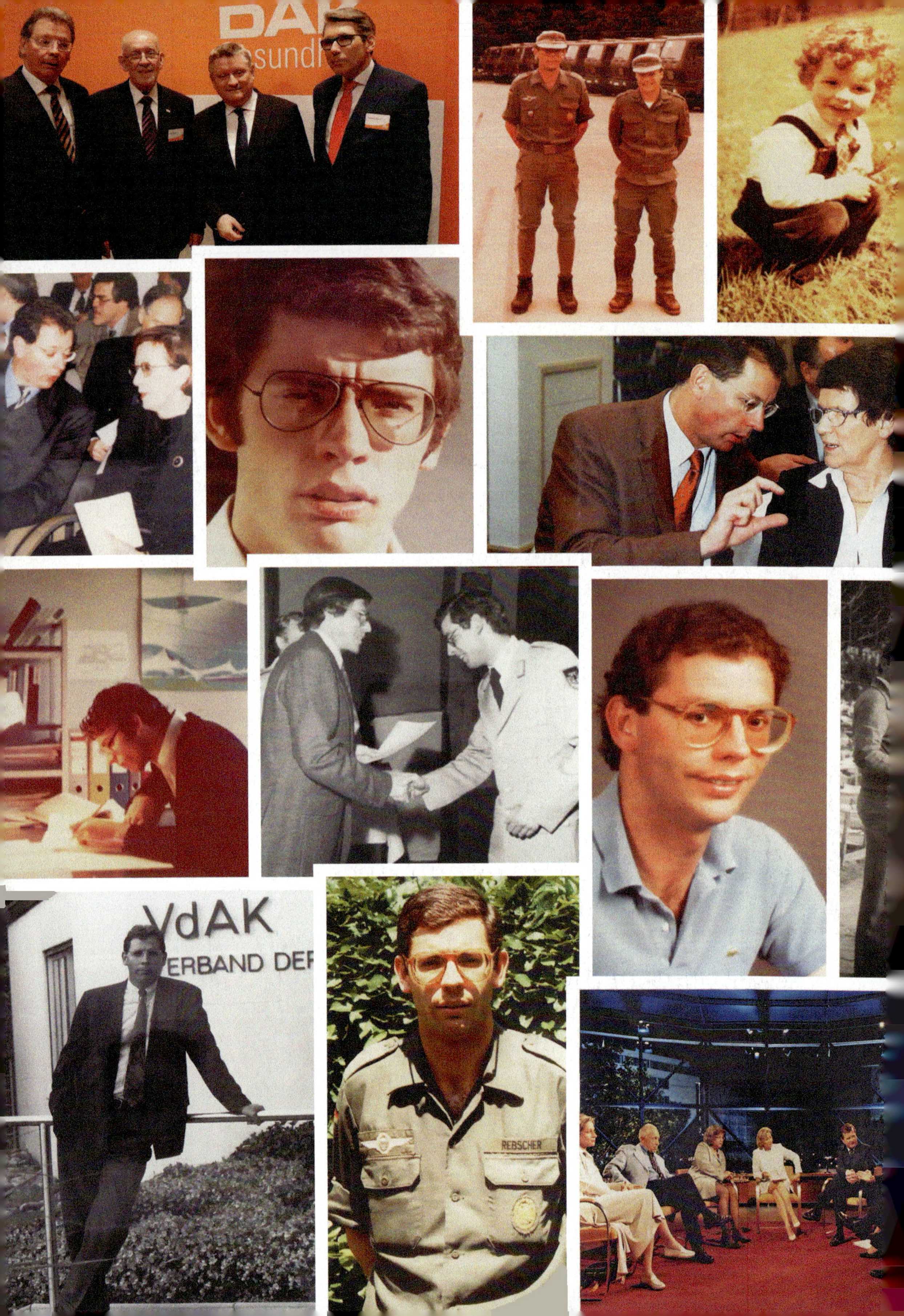
VdAK
REBSCHER

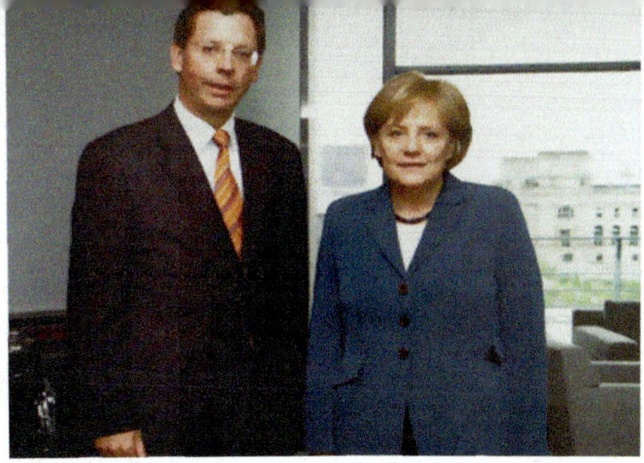
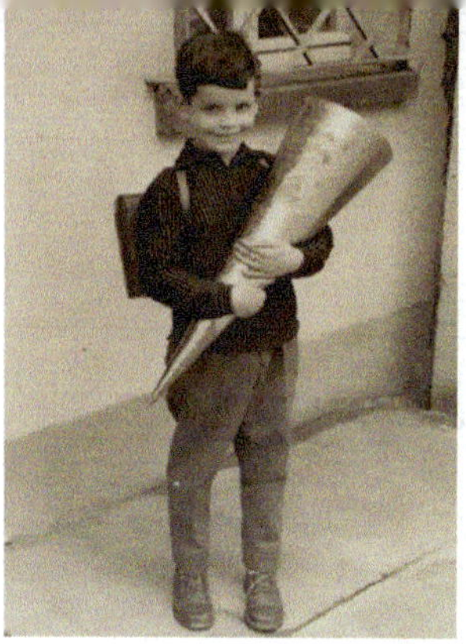
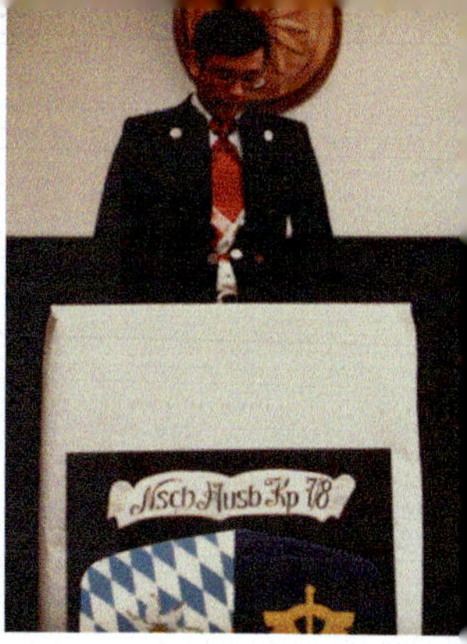
Nsch Ausb Kp 78
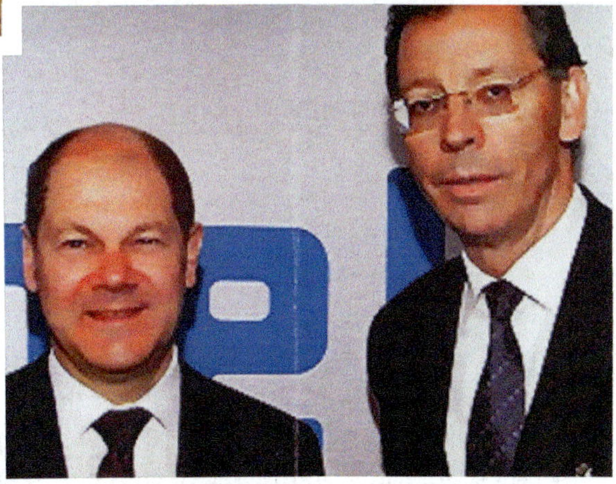
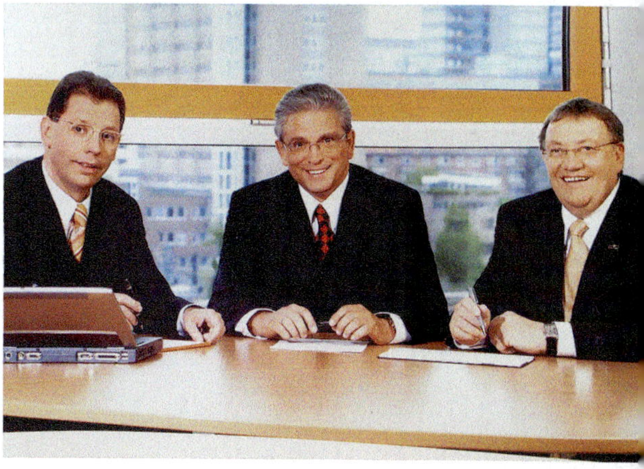
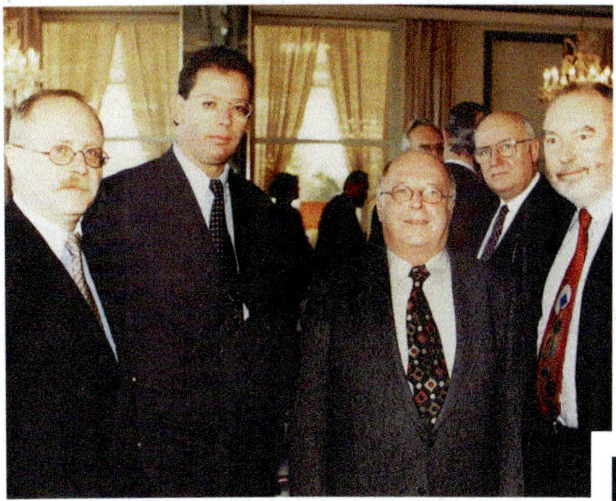
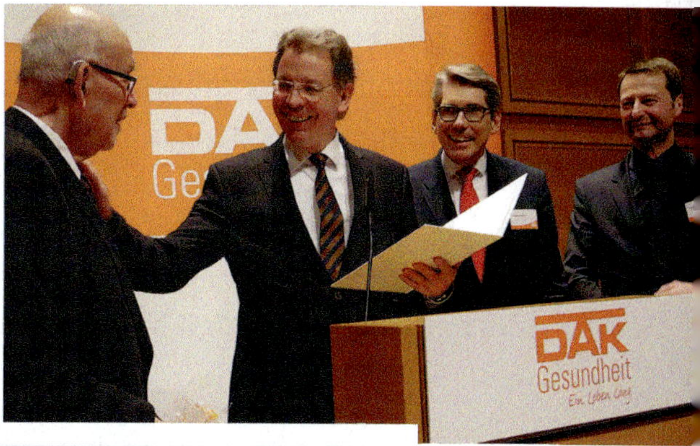
DAK
Gesundheit
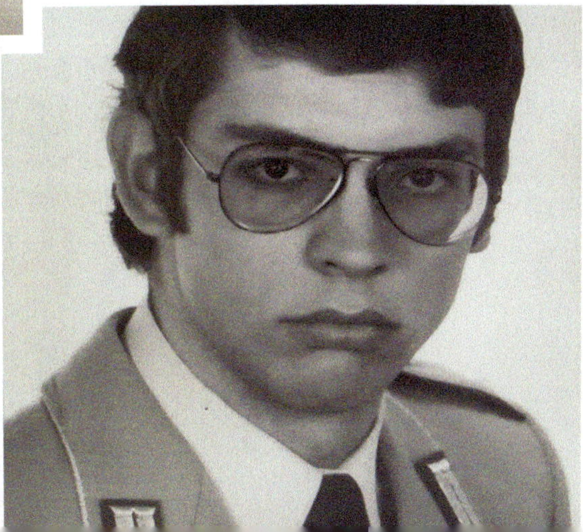
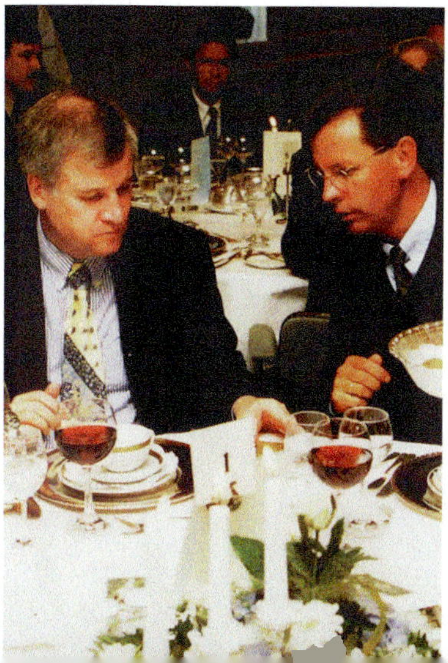
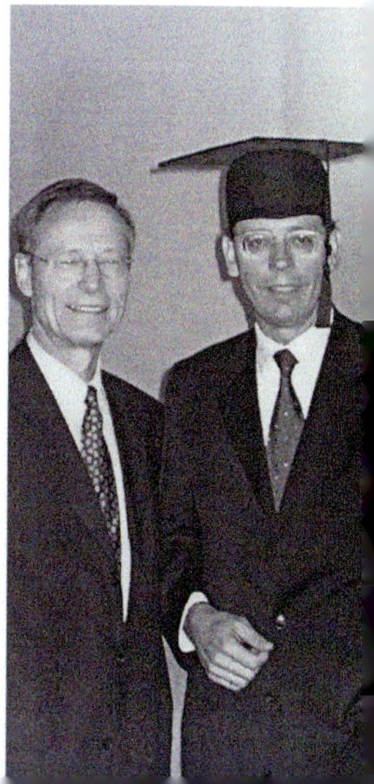

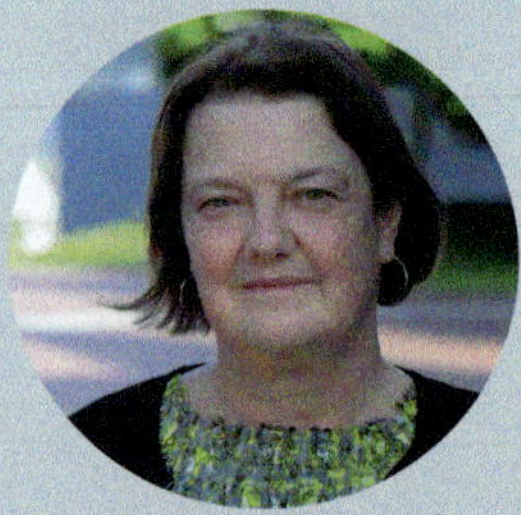

Prof. Dr. Herbert Rebscher: Kollege, Wegbegleiter – ein echter Freund

Claudia Küng

Geschäftsführerin WISO S.E. Consulting GmbH

Prof. Dr. Herbert Rebscher ist ein Mensch, der in jeder Hinsicht beeindruckt – ein echter Allrounder und eine Allzweckwaffe, wenn es um das Gesundheitswesen geht. Wir erinnern uns an zahlreiche Gelegenheiten, bei denen er auf den großen Bühnen dieser Branche stand, sei es beim Hauptstadtkongress, dem Europäischen Gesundheitskongress in München oder dem Gesundheitskongress des Westens. Herbert Rebscher hatte stets eine klare Meinung, war bestens informiert und verstand es, selbst komplexeste Themen mit einer Leichtigkeit und Tiefe zu vermitteln, die seinesgleichen sucht. Er war oft mehrfach im Einsatz, wenn andere Referenten kurzfristig ausfielen – Herbert konnte einfach alles.

Unvergessliche Erlebnisse. Ein Moment, der uns besonders in Erinnerung geblieben ist, ereignete sich auf dem Europäischen Gesundheitskongress in München. Herbert moderierte eine Diskussion über die Zukunft der gesetzlichen Krankenkassen. Sein analytischer Blick und seine Fähigkeit, die unterschiedlichen Interessen zusammenzuführen, waren schlichtweg beeindruckend. Wir erinnern uns an sein verschmitztes Lächeln, als er einen der Diskutanten mit einer klugen Gegenfrage herausforderte – nicht, um ihn in die Enge zu treiben, sondern um die Diskussion zu bereichern. Diese Mischung aus Scharfsinn und Herzlichkeit macht Herbert Rebscher so einzigartig.

Ein bleibender Eindruck. Herbert hat uns durch seine unermüdliche Neugier und seine Offenheit tief beeindruckt. Er war nie nur Funktionär oder Wissenschaftler; er war stets Mensch. Als Mitglied des Deutsch-Türkischen Gesundheitsforums setzte er sich leidenschaftlich für den interkulturellen Dialog ein. Dabei gab es jedoch auch Herausforderungen: Mal fielen die türkischen Referenten kurzfristig aus, mal hakte die Technik, und unser Türkisch war leider nicht immer optimal. Herbert bewahrte dennoch stets seine Gelassenheit und fand Wege, die Situation zu meistern. Besonders in Erinnerung geblieben sind uns auch die gemeinsamen Ausflüge zu den Schönheiten der Türkei, die oft mit unserer typisch deutschen Planung kollidierten – und dennoch unvergesslich waren. Seine Begeisterung war ansteckend – wir konnten gar nicht anders, als uns von seinem Optimismus und seinem Weitblick mitreißen zu lassen.

Ein wahrer Kenner und Freund. Was Herbert von anderen unterscheidet, ist seine seltene Kombination aus Fachkompetenz und Menschlichkeit. Er ist einer der wenigen wirklichen Kenner des Gesundheitswesens, der nicht nur Zahlen und Daten versteht, sondern auch die Menschen dahinter sieht. Seine gesellschaftliche Verbundenheit und sein ausgeprägter Sinn für das Gemeinwohl sind für uns vorbildlich. Wenn Herbert spricht, hören wir zu – weil wir wissen, dass hier nicht nur ein Experte spricht, sondern auch ein Mensch, der wirklich etwas bewegen will.

Geselligkeit und Charme. Abseits der Konferenzen ist Herbert Rebscher ein äußerst geselliger Mensch, der die Kunst des Gesprächs in Perfektion beherrscht. Sei es beim gemeinsamen Abendessen nach einem langen Kongresstag oder bei einem spontanen Treffen: Herbert wusste immer, wie man eine angenehme Atmosphäre schafft. Er interessiert sich aufrichtig für sein Gegenüber und schafft es, Brücken zu bauen, wo andere nur Gräben sehen.

Herbert, du bist nicht nur ein Kollege und Wegbegleiter, sondern ein echter Freund. Deine Kompetenz, deine Neugier und dein Humor haben das Gesundheitswesen bereichert und viele von uns inspiriert. Es ist eine Freude und Ehre, mit dir gearbeitet zu haben.

« Was Herbert von anderen unterscheidet, ist seine seltene Kombination aus Fachkompetenz und Menschlichkeit. Er ist einer der wenigen wirklichen Kenner des Gesundheitswesens, der nicht nur Zahlen und Daten versteht, sondern auch die Menschen dahinter sieht. »

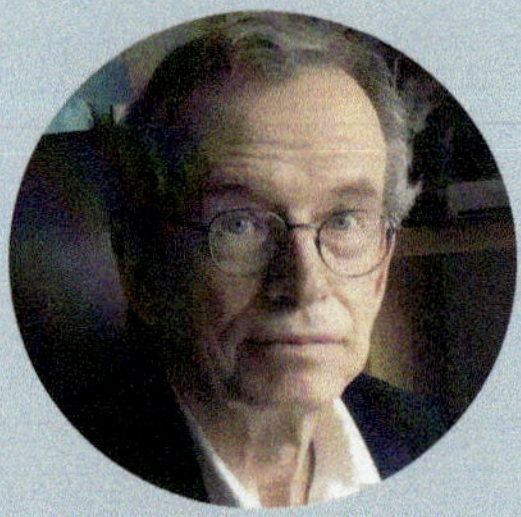

In Erinnerung an Herbert Rebscher

Dr. Volker Leienbach

Ehemaliger Direktor und Geschäftsführendes Vorstandsmitglied des Verbandes der Privaten Krankenversicherung e.V.

Mit Herbert Rebscher verbindet mich eine Reihe von Gemeinsamkeiten: Wir sind im selben Jahr – 1954 – geboren, haben beide Wirtschaftswissenschaften studiert und haben uns für ein Arbeitsleben in der Gesundheits- und Sozialpolitik entschieden.

Seit rund 40 Jahren sind wir uns immer wieder begegnet. Zum Beginn unserer beruflichen Laufbahn lernten wir die „Gesundheitsszene" kennen. Herbert Rebscher war dort schnell zu Hause. Ohne Berührungsängste, ohne Ehrfurcht vor den damaligen „Autoritäten" brachte er sich in beinahe jede Diskussion ein. Und das nicht etwa nur schüchtern fragend, sondern mit klaren Positionen, Vorschlägen und Forderungen für Weiterentwicklungen im System.

Das sollte während seines gesamten Arbeitslebens so bleiben. Wer vermutet hätte, sein entschiedenes Auftreten könnte zu einer Karrierebremse werden, wurde vom Gegenteil überzeugt. Herbert Rebscher wurde zu einem herausragenden Verbandsfunktionär, zum Chef der angesehenen

DAK und konnte daneben auch seine wissenschaftlichen Ambitionen weiterverfolgen.

Ein Ergebnis davon waren seine konzeptionellen Überlegungen und sein Eintreten für eine „solidarische Wettbewerbsordnung" in der Krankenversicherung.

Neben den beschriebenen Gemeinsamkeiten möchte ich aber auch unsere unterschiedlichen Vorstellungen für die Weiterentwicklung des Gesundheitswesens erwähnen. Schon bevor ich Geschäftsführer des Verbandes der Privaten Krankenversicherung geworden war, kam mir in den Reformvorschlägen für die Krankenversicherung das „private Element" immer zu kurz. Das galt und gilt für mich auch für die konzeptionellen Vorstellungen von Herbert Rebscher. Diese Kontroverse haben wir immer wieder auf verschiedensten Podien ausgetragen. Unsere persönliche Verbundenheit hat nicht dazu geführt, dass sich unsere entgegengesetzten fachlichen Vorstellungen annäherten. Sie hat allerdings – und dafür war und bin ich sehr dankbar – auch nicht zu einer Distanz oder gar einem Zerwürfnis im persönlichen, privaten Umgang geführt. Oft haben wir uns auch abseits offizieller Anlässe getroffen und ausgetauscht. Dabei ging es nicht nur um Gesundheitspolitik. Vielmehr sind wir uns im Laufe der Jahre, ja Jahrzehnte auch privat immer nähergekommen.

Unser gutes persönliches Verhältnis war denn auch der Grund dafür, dass wir nach unserem jeweiligen Ausscheiden aus dem offiziellen Erwerbsleben in verschiedenen Gremien eng zusammenarbeiten konnten. Für uns beide – und hoffentlich auch für die Gremien, in denen wir tätig waren ... – war diese Arbeit ein Gewinn. Wir haben das Gesundheitswesen durch unsere gemeinsame Arbeit in den ersten Jahren des Ruhestands auch aus der Perspektive von Systembeteiligten kennengelernt, die während unserer aktiven Zeit nicht in unserem Fokus waren, aber gleichwohl für eine funktionierende Versorgung der Bevölkerung unerlässlich sind.

Herbert Rebscher hat dies große Freude bereitet. Einerseits war er immer noch derjenige, der klare Vorstellungen darüber hatte, welches Ziel verfolgt werden sollte, wie ein Projekt anzugehen ist, welche Partner einzubinden sind, und auch darüber, wem man gelegentlich auch auf die Füße treten muss. Sein Gestaltungswille war unverändert groß.

Persönlich habe ich ihn dennoch verändert erlebt. Er schien gelassener, ohne weniger engagiert zu sein, wirkte weniger gehetzt, ohne seinen Blick auf Effizienz zu verlieren.

Seine Prioritäten veränderten sich. Er wollte mehr Zeit mit seiner Familie, den Kindern, den Enkeln verbringen. Er wollte seine Hobbys stärker pflegen und seine Ferienwohnung in den Bergen häufiger aufsuchen. Für ihn war klar, mit 70 Jahren seine Engagements im Gesundheitswesen aufzugeben. Keine Beiräte mehr, keine Aufsichtsratsmandate, keine Vorträge mehr, keine großen Aufsätze.

Stattdessen Familie, Freunde, Hobbys.

Dazu ist es leider nicht gekommen.

Ich hätte es mir für ihn sehr gewünscht.

> « Oft haben wir uns auch abseits offizieller Anlässe getroffen und ausgetauscht. Dabei ging es nicht nur um Gesundheitspolitik. Vielmehr sind wir uns auch privat immer nähergekommen. »

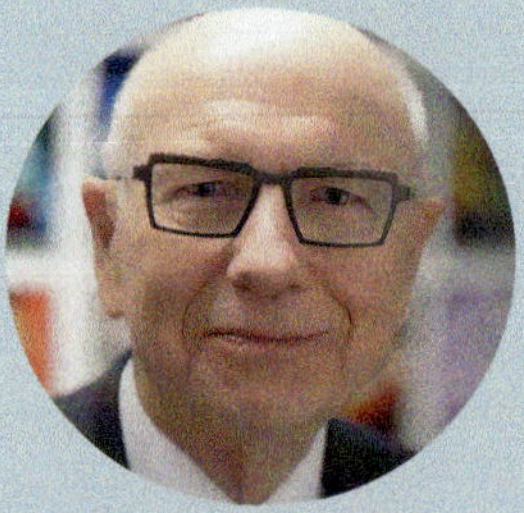

Herbert Rebscher und das Gute im Menschen

Prof. Heinz Lohmann

Gesundheitsunternehmer

Ganz private Erinnerungen

Das Erfolgsgeheimnis der jährlichen Reisen zur Tagung des deutsch-türkischen Gesundheitsforums war, dass 20 wichtige Akteure der Branche aus Deutschland, Herbert Rebscher und seine Kolleginnen und Kollegen aus der Krankenversicherung sowie etliche andere, drei Tage von ihrer Alltagsroutine abgeschnitten waren – keine Sekretärin, die auf die Wahrnehmung des nächsten Termins drängte, kein unaufschiebbarer Einsatz zur Rettung des Gesundheitssystems, keine Verpflichtung den zugesagten Artikel für die nächste Ausgabe eines bedeutenden Fachmagazins endlich fertigzustellen. Schon am zweiten Abend in der Türkei nach einigen Gläsern exzellenten Rotweins setzte beim ersten Treffen die große Verbrüderung ein, am Ende der Reise waren alle per Du. Dem Zusammenwirken der Spitzen der deutschen Gesundheitswirtschaft über alle ideologischen Verbandsgrenzen hinweg hat die dadurch entstandene Nähe über viele Jahre nicht geschadet, sondern war, ganz im Gegenteil, förderlich.

Selbstverständlich waren die Themen und Diskussionen der Tagung der zentrale Bestandteil einer jeden Reise, aber jede Reise in verschiedenste Regionen der Türkei befriedigte auch bildungsbürgerliche Bedürfnisse. Der Reichtum an Überresten aus allen historischen Epochen bot vielfältige Ziele. Mit jeder dieser Exkursionen sind mehr oder weniger intensive Erinnerungen verbunden, aber eine davon ist allen, die dabei waren, auch heute noch immer sofort präsent. Von Ankara aus sind wir stundenlang mit dem Bus nach Ḫattuša gefahren, um die dortige Ausgrabungsstätte, zu besichtigen. Als wir endlich bei dem ehemaligen riesigen Siedlungsgebiet der Hethiter angelangt waren, begann es zunächst ganz langsam und dann immer stärker zu regnen. Der anschließende wolkenbruchartige Regen setzte dem Erdboden derart zu, dass wir uns nach wenigen Minuten in eine Gruppe lehmverschmierter Urmenschen verwandelten. Herbert Rebscher hat dann mit seinem ausgeprägten analytischen Sachverstand nach der Rückkehr in unser Hotel an der Bar eine den bisherigen Forschungsarbeiten zum Untergang der Hethiter heftig widersprechende These entgegengestellt. Wir hätten, so seine Deutung, durch unseren aufopfernden Selbstversuch unstreitig nachgewiesen, dass die Hethiter nicht der anhaltenden Hitze, sondern in Wahrheit extremen Niederschlägen zum Opfer gefallen seien. Dieses „wissenschaftlich Ergebnis" vertiefte sich im Laufe des fortschreitenden Abends zu unumstößlicher Gewissheit.

Der Glaube von Herbert Rebscher an das Gute im Menschen hat sich in Istanbul eindeutig bewahrheitet. Auf der Rückreise von unserem deutsch-türkischen Gesundheitsforum in Bursa zum Abflughafen in Istanbul, hatte die Gruppe in der Stadt am Bosporus einen mehrstündigen Aufenthalt. Herbert Rebscher hatte schon auf der vorhergehenden Fährfahrt mit einer Mitreisenden den Plan entwickelt, einen kleinen Stadtrundgang zur Überbrückung der Wartezeit einzuschieben. Auf der Fahrt in die Innenstadt begannen sie mit dem Taxifahrer, der einige Jahre in Deutschland gearbeitet hatte und deshalb exzellent Deutsch sprach, eine Unterhaltung und fragten nach Möglichkeiten, am Bahnhof ihr Gepäck aufzugeben. Der freundliche Fahrer schlug ihnen spontan vor, die Koffer einfach im Kofferraum seiner Taxe zu belassen. Er würde dann in drei Stunden genau wieder hier zur Stelle sein, um ihnen die Koffer zu übergeben. Erst viel später hat Herbert Rebscher uns eingestanden, dass die Kollegin und er, als das Taxi mit samt ihrem Gepäck von dannen fuhr und sie keinerlei Informationen über ihren so hilfsbereiten neuen Freund hatten, doch ins Grübeln gerieten. Sie malten sich schon aus, ohne Koffer zurück ins heimische Deutschland fliegen zu müssen und nahmen sich vor, über diesen Vorgang Stillschweigen zu bewahren. Sie befürchteten von uns für vollkommen „verrückt" gehalten zu werden, ob dieses naiven Verhaltens. Aber es kam anders. Auf die Minute genau zum vereinbarten Zeitpunkt bog das Taxi mit ihrem Gepäck an Bord um die Ecke. Herbert Rebscher und seine Begleitung haben in ihrer Begeisterung das Trinkgeld für den Fahrer auf ein Mehrfaches des Betrages bemessen, den sie für die Schließfächer am Hauptbahnhof von Istanbul hätten bezahlen müssen.

« Der Glaube von Herbert Rebscher an das Gute im Menschen hat sich in Istanbul eindeutig bewahrheitet. »

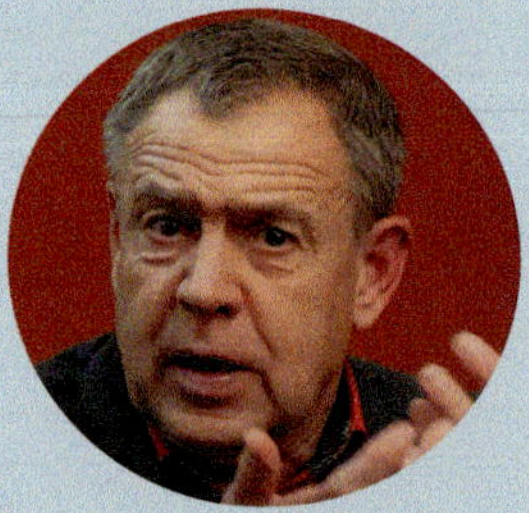

Trauerarbeit

Dr. Andreas Meusch

Hochschulrat an der Hochschule für Angewandte Wissenschaften Hamburg, Beauftragter des Vorstands der Techniker Krankenkasse für strategische Fragen des Gesundheitssystems

Es gibt verschiedene Konzepte, die sich mit den Phasen der Trauerarbeit beschäftigen. Egal, ob man nun fünf oder sieben Phasen unterscheidet, Forscher sind sich aber in einem einig: Am Anfang steht der Schock, das Leugnen, der Zorn. Es dauert, bis rationale und emotionale Akzeptanz die Oberhand gewinnen und die neue Situation als Normalität handlungsleitend werden kann. Von so einem Prozess handelt dieser Beitrag und – natürlich von Herbert Rebscher.

Die entscheidende Wegmarke, um die es geht, ist die Umsetzung des Gesundheitsstrukturgesetzes (GSG) durch die Ersatzkassen und die Rolle, die Herbert Rebscher zunächst als stv. Geschäftsführer und dann als Vorstandvorsitzender des VdAK/AEV gespielt hat. Als ich drei Monate nach Inkrafttreten des GSG als erster Leiter der VdAK/AEV Landesvertretung Baden-Württemberg anfing, erlebte ich eine Organisation in völligem Schockzustand nach den Beschlüssen von Lahnstein, die zum Gesundheitsstrukturgesetz (GSG) geführt hatten, das am 1. Januar 1993 in Kraft getreten war. Der Gesetzgeber hatte damit unter anderem das

Vertragsgeschäft im Arzt- und Zahnarztbereich regionalisiert und die Kassen(zahn)ärztlichen Vereinigungen zu den Vertragspartnern auch für die Ersatzkassen gemacht. Die Antwort der Verbandgeschäftsstelle war klar: Verhandlungen mit der Kassenärztlichen Bundesvereinigung! Keine Diskussion gab es über das Thema Risikostrukturausgleich, der 1996 eingeführt werden sollte. In Erinnerung ist mir noch die denkwürdige Erklärung für die geringe Relevanz dieses Themas: „Am Geld ist bei den Ersatzkassen noch nichts gescheitert". Vereinbarungen auf Landesebene (z. B. Prüfvereinbarung nach § 106 SGB V), waren – so die klare Anweisung aus Siegburg – auch in Zukunft kassenartenspezifisch zu regeln, egal, was „irgendwelche, freilaufenden Radikale in Baden-Württemberg" sagen.

Die Distanz zwischen meiner Dienststelle in Stuttgart und der Verbandgeschäftsstelle waren nur 341 Kilometer, gefühlt lagen sie aber unterschiedlichen Quadranten des Universums. Auch mehr als 30 Jahre später erscheint mir die Beschreibung dieser Zeit als persönliche und institutionelle Trauerarbeit nach der narzisstischen Kränkung durch die Beschlüsse von Lahnstein als der einzige Weg, um bei mir die persönliche wie professionelle Fassungslosigkeit über das Geschehen von damals in Verständnis zu übersetzen.

Spoiler zu meiner Wahrnehmung des Agierens von Herbert Rebscher: Er hat den Laden zusammengehalten!

- Positiv war als erstes, dass er Sprüche wie die oben zitierten nicht machte.

- Er strahlte Ruhe und Zuversicht aus, wie man das von einem Offizier in schwieriger Lage erwartet.

- Mit ihm konnte man reden und er rief zurück, tauchte nicht weg, wenn es schwierig wurde oder klar war, dass man nicht telefonieren wollte, um der Begeisterung über die jüngsten Beschlüsse der Vertragskommission Ausdruck zu verleihen. Auf seine verbindliche Art schaffte er es, dass man sich mitgenommen fühlte, auch dann, wenn sich faktisch nichts oder wenig änderte.

- Nicht unterschätzen, um den Laden zusammenzuhalten, darf man das „ochsenblutrote Papier", in dem, maßgeblich von Herbert Rebscher geprägt, eine Wettbewerbsordnung für die Gesetzliche Krankenversicherung (GKV) beschrieben wurde. Es stand für die Kraft der Ersatzkassen, die Zukunft zu gestalten: Erdacht in Siegburg ist darin ein kassenartenübergreifender Konsens für die Zukunft der GKV formuliert. In den Ersatzkassen drohten die zentrifugalen Kräfte an Bedeutung zu gewinnen. Auf den verschiedenen Ebenen vom Hauptamt und der Selbstverwaltung von der Verbandgeschäftsstelle zu den Hauptverwaltungen der Mitgliedkassen bis in die Ortsausschüsse hinein war es dieses Papier, das etwas Verbindendes war, auch oder gerade für die, die es nicht gelesen hatten. Es stiftete Orientierung, die half, von der Phase des Leugnens der Konsequenzen von Lahnstein in eine Phase der Akzeptanz zu kommen.

Was blieb, nachdem die Aufsichtsschreiben aus dem BMG die Hoffnungen auf eine ersatzkassenspezifische Vertragswelt, die aus Siegburg gesteuert wird, zerstört hatten und die Finanzer der Einzelkassen eine Vorstellung davon bekamen, wie sich der Risikostrukturausgleich auswirken würde? Das ochsenblutrote Papier und der Umbau des VdAK/AEV zum Dienstleister der Mitgliedskassen. Auch Letzteres hat Herbert Rebscher auf den Weg gebracht.

« Er hat den Laden zusammengehalten! »

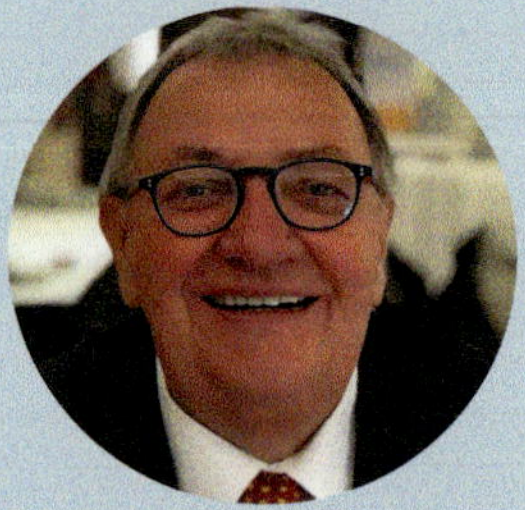

Berufliche Partnerschaft – Dauerhafte Freundschaft

Claus Moldenhauer

Ehemaliger stellvertretender Vorsitzender des Vorstands der DAK-Gesundheit

Am 1. Januar 1967 begann ich in Mannheim meine Ausbildung bei der DAK.

Nicht annähernd habe ich zu diesem Zeitpunkt abschätzen können, wie sich der Ordnungsrahmen und die Versorgungsstrukturen innerhalb der Gesetzlichen Krankenversicherung weiterentwickeln würden. Auch konnte ich nicht absehen, welchen Weg ich innerhalb der DAK-Gesundheit nehmen würde.

Spätestens mit meiner Berufung zum Landesgeschäftsführer der DAK Baden-Württemberg in Stuttgart im Jahr 1995, bot sich mir die Gelegenheit, Herbert Rebscher kennenzulernen, sich mit ihm auszutauschen und sein Wirken zu betrachten. Mit Übernahme dieser Tätigkeit wurde ich zudem Landesausschuss-Vorsitzender des VdAK-Landesverbandes Baden-Württemberg. Herbert Rebscher war zu dieser Zeit, Vorsitzender des Vorstandes des VdAK/AEV. In meinem Verantwortungsbereich waren die DAK-Bezirksgeschäftsführer in ihrer Region, als Ortsausschuss-

Vorsitzende weitgehend für die Zusammenarbeit mit den Leistungserbringern verantwortlich.

Es muss noch in den 90er-Jahren gewesen sein, dass Herbert Rebscher auf meine Einladung in den Kreis der Bezirksgeschäftsführer kam, um ihnen die Auflösung der Ortsausschüsse und die Zusammenführung der Aufgaben in einen VdAK-Landesausschuss bei einer zu gründenden VdAK-Landesgeschäftsstelle näherzubringen. Dieser Termin bot Konfliktpotential, führte doch die Gründung der vdek-Landesgeschäftsstelle dazu, dass auf Seiten der Bezirksgeschäftsführer verantwortungsvolle Aufgaben abzugeben waren.

Herbert Rebscher erläuterte und begründete im gemeinsamen Termin die neue Ausrichtung. Er argumentierte grandios, freihändig mit Empathie und Überzeugung.

Alle wurden durch diesen Auftritt überzeugt und waren beeindruckt.

Zusammenfassend könnte man sagen, Herbert Rebscher kam, sah und siegte. Nicht nur an diesem Tag, sondern wie ich beobachten konnte, immer wieder im Laufe seiner Tätigkeit und unserer beruflichen Zusammenarbeit.

Noch am gleichen Nachmittag hatten wir eine Veranstaltung für die regionalen Ansprechpartner, an welcher auch der Gesundheitsminister des Landes Baden-Württemberg anwesend war, um in einem Grußwort sein Bild einer sozialen Krankenversicherung zu umreißen. Herbert Rebscher antwortete dem Minister mit einem Impulsvortrag, bei dem es den Regionalverantwortlichen, ob der klaren und provokanten Ausführungen, den Schweiß auf die Stirne trieb. Sie wollten mit dem Minister doch weiter gut zusammenarbeiten und wurden von der Direktheit bei Ausführungen zu unpopulären Themen wie der Krankenhausfinanzierung überrascht.

Die Sorge einer Verschlechterung der Beziehung zur Landespolitik stellte sich als ganz und gar unbegründet heraus, verstand es Herbert Rebscher doch mit seiner einnehmenden Art, seinem Charme und seiner jovialen Persönlichkeit, den „vor den Kopf gestoßenen" wieder abzuholen.

Mit meiner Berufung zum Vorstand der DAK zum Januar 2004 kam es zu einer intensiven Zusammenarbeit. Nach kurzer Übergangszeit wurde Herbert Rebscher zum Vorsitzenden des Vorstands der DAK und ich sein Stellvertreter. Hier begann die stetige Entwicklung einer beruflichen Partnerschaft, die schließlich mit meinem Ausscheiden aus der aktiven Tätigkeit für die DAK, in eine Freundschaft münden sollte.

Um die DAK neu aufzustellen, entschieden wir uns für eine klare Abgrenzung der Aufgabenfelder, dabei übernahm ich die Verantwortung für die Unternehmensbereiche IT, Personal und Organisation. Die notwendigen Neuausrichtungen der IT als Herzstück der Kasse, hat Herbert Rebscher stets uneingeschränkt mitgetragen und politisch vertreten. Bis heute trägt die Entscheidung Früchte, die Entwicklung der IT nicht auf die DAK zu begrenzen, sondern die Bitmarck als Full-Service-Anbieter aus der Taufe zu heben und die Aufgabe einer IT-Plattform für über 100 Kassen extern zu organisieren.

Auch die Entwicklung eines umfassenden Programms zur Reorganisation der Unternehmensstruktur durfte ich in der Zeit ab 2005 mit ihm gestalten. Ein wesentlicher Baustein im Change Management waren die sogenannten „Zukunftswerkstätten". Den Kern bildete dabei eine Tour durch Deutschland, wo wir uns im Jahr 2005 als neue Vorstände allen Mitarbeitenden in regionalen Veranstaltungen vorstellten. Grandios mit welcher Überzeugungskraft Herbert Rebscher die Mitarbeitenden bei den großen, aber notwendige Veränderungen mitnahm und mit welchem unermüdlichen Engagement er die Veränderungen vorantrieb.

Herbert Rebscher hat mit seiner Meinung nie zurückgehalten. Er sprach immer eine klare und deutliche Sprache und war ein ausgezeichneter Redner. Er konnte hart in der Sache argumentieren, blieb als echter Philanthrop aber stets den Menschen zugewandt, lösungsorientiert und offen für neue Themen.

> « Herbert Rebscher kam, sah und siegte. Nicht nur an diesem Tag, sondern wie ich beobachten konnte, immer wieder im Laufe seiner Tätigkeit und unserer beruflichen Zusammenarbeit. »

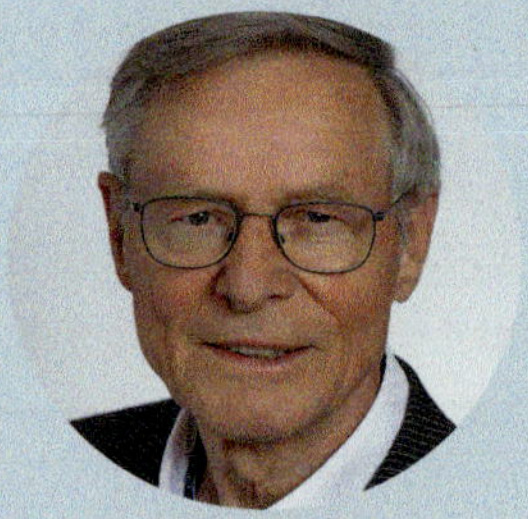

50 gemeinsame Jahre mit Herbert Rebscher

Prof. Dr. Günter Neubauer

Vorstand Health Care Bayern

Es war im Oktober 1974, als Herbert als Studienanfänger an der damaligen Hochschule der Bundeswehr in München als einer meiner Zuhörer im Hörsaal saß. Dies war die Zeit des ersten direkten Kontaktes zwischen Herbert und mir.

Schon während der Diskussionen in den Kleingruppen fiel mir Herbert als besonders engagierter Student auf. Nach einer erfolgreich absolvierten Diplomvorprüfung konnten die Studenten sich für Vertiefungsfächer und auch ein Studienprojekt entscheiden.

Eines Tages sah ich, drei Studenten meine Projektbeschreibung lesen. Es waren Herbert Rebscher mit seinen beiden Studienfreunden Hatzl und Hillesheim. Keck fragte mich Herbert, was das denn für Inhalte wären. Meine Antwort war: Kommen Sie zu meiner Veranstaltung und hören und sehen Sie, was die Gesundheitspolitik beinhaltet und bewegt. Dies war sicherlich der erste Kontakt von Herbert mit der Gesundheitspolitik und Gesundheitsökonomie und beide sollten ihn ein Leben lang begleiten und ausfüllen!

In dem Studienprojekt kamen auch mehrere, damals bekannte bayerische Gesundheitspolitiker zu Wort.

In den Diskussionsrunden, die sich an die jeweiligen Referate anschlossen, beteiligte sich Herbert an vorderster Stelle. Es wurde schon damals deutlich, wie direkt und zugleich sachbezogen Herbert Probleme erkannte und nach Lösungen fragte. Diese wöchentlichen Projektsitzungen wurden auch videotechnisch aufgezeichnet – zu Herberts 50. Geburtstag konnte ich ihm eine Aufzeichnung persönlich übergeben, leider in einer sehr schlechten Qualität!

Im Anschluss an eine Projektsitzung im Juni 1976 lud Herbert seine Studienfreunde und auch mich anlässlich seines 22. Geburtstages zu einer kleinen Feier ein. Schon damals wurde deutlich, dass Herbert das gesellige Zusammensein durchaus zu schätzen, aber auch zu organisieren wusste.

Im Anschluss an das Studienprojekt bearbeitete Herbert das Thema der ambulant-ärztlichen Versorgung in Deutschland und der Monopolstellung der KV. Das Interesse von Herbert an dieser ordnungspolitischen Fragestellung hat ihn ein Leben lang begleitet.

Nach dem erfolgreichen Abschluss des Examens zum Diplomkaufmann ging Herbert für sechs Jahre in die gesundheitsökonomische Diaspora. Doch für mich unerwartet, aber freudig begrüßt, kam Herbert 1982 an unsere Hochschule zurück. Er wurde als betreuender Offizier für unsere Studenten zurückversetzt. Schnell nahmen wir Kontakt zueinander auf und beschlossen, ein gemeinsames Studienprojekt zur Ordnungspolitik in der Gesundheitsversorgung durchzuführen.

Die Ergebnisse haben wir in einem Buch mit dem Titel: „Gemeinsame Selbstverwaltung – eine ordnungspolitische Alternative für die Gesundheitsversorgung" 1984 veröffentlicht. Der Titel des Buches spricht für sich. Mit diesem Arbeitsthema wurde Herbert auch als Doktorand der Fakultät angenommen.

Herbert hat diesen Steuerungsansatz später unter dem Titel „Solidarische Wettbewerbsordnung für die GKV" detailliert an vielen Stellen veröffentlicht und damit eine Art „theoretisches Vermächtnis" für die GKV hinterlassen.

Herbert war für die letzten zwei Jahre seiner Dienstzeit an der Hochschule der Bundeswehr zurückversetzt und zugleich quasi nebenberuflich für mich als Assistent tätig. In dieser Eigenschaft habe ich Herbert gebeten, zu einem Seminar zur Gesundheitspolitik nach Tutzing zu gehen. Dort referierten Experten aus der Gesundheitspolitik, darunter auch Herr Schupeta, vom Verband der Ersatzkassen. Nur wenige Wochen nach diesem Seminar rief Schupeta und bei mir an und fragte nach dem Namen des Teilnehmers, der ihn in der Diskussion positiv beeindruckt hat. Er meinte Herbert Rebscher.

Ich übermittelte Schupeta Herberts damalige Adresse. Daraufhin machte Schupeta, Herbert ein Angebot, das für Herbert so attraktiv war, dass er nicht nur mein Angebot zu einer Promotion ausschlug, sondern seine restliche Dienstzeit bei der Bundeswehr verkürzte. Herbert begann damit seine Karriere bei den Ersatzkassen.

Über all diese Jahre hatten wir einen relativ engen fachlichen und auch persönlichen Kontakt. Ein weiterer Höhepunkt unserer Beziehungen stellte die Verleihung der Ehren-Doktorwürde an Herbert Rebscher im Oktober 2003 dar. Seine Dankesrede überschrieb Herbert mit dem Titel: „Solidarische Wettbewerbsordnung: Nur eine Vision?" Er stellte fest: „Ein System ohne wettbewerbliche Effizienz wird sonst seine Chance zur dauerhaften Sicherung der Solidarität verspielen." Es ist höchst bedauerlich, dass Herberts Stimme heute und zukünftig nicht mehr zu hören ist.

In den vielen Jahren seiner Tätigkeit als Vorstand der DAK ergaben sich noch zahlreiche Begegnungen. Ein Höhepunkt war die von ihm organisierte 866 Seiten umfassende Festschrift anlässlich meines Ausscheidens aus der aktiven Lehrtätigkeit im Jahr 2006. Er ließ es sich auch nicht nehmen, alljährlich zu meinem Geburtstag aus dem gemeinsamen Urlaub mit seinen beiden Studienfreunden Hatzl und Hillesheim per Foto von ihrer Wandertour zu gratulieren, so auch im Juli 2023.

Ein letztes Mal durfte ich Herbert am 19. Februar 2024 im Rahmen einer Beiratssitzung umarmen. Wie so oft diskutierten wir kontrovers, doch wie immer konstruktiv. Und so bleibt mir Herbert Rebscher in bester Erinnerung.

Ich habe einen langjährigen (50 Jahre!) Wegbegleiter und Freund viel zu früh verloren.

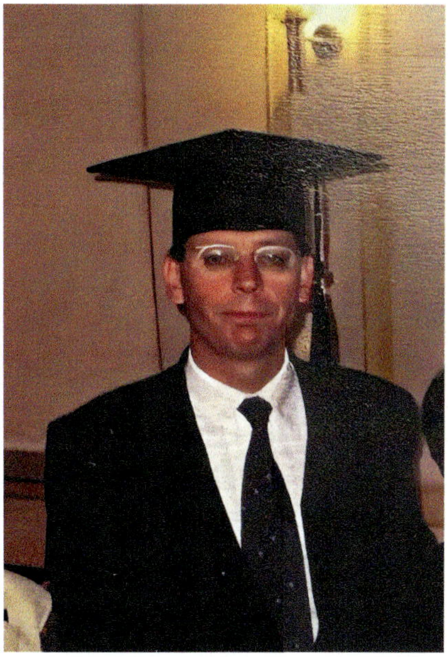

Das Foto zeigt Herbert Rebscher aus dem Buchband zur Verleihung der Ehrendoktorwürde der Bundeswehr-Universität.

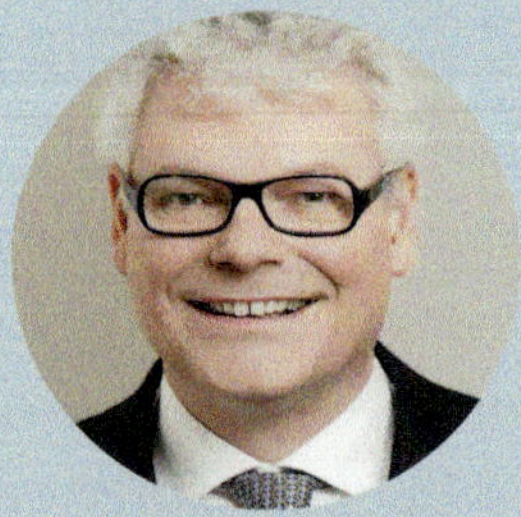

Krankenstand, Adipositas-Versorgung und versorgungsorientierter Wettbewerb – Erinnerungen an einen inspirierenden Auftraggeber

Hans-Dieter Nolting

Geschäftsführer, IGES Institut GmbH, Berlin

Mein Bild und meine Erinnerung an Herbert Rebscher sind eng mit unserer gemeinsamen Arbeit an den jährlich erscheinenden Gesundheits- und Versorgungsreports der DAK-Gesundheit verknüpft. Auch unsere letzte persönliche Begegnung hatte damit zu tun: Im Oktober 2023 traf ich ihn bei einer Veranstaltung, wo er zum Thema „Adipositas" referierte und dabei auf Ergebnisse des DAK-Versorgungsreports zu diesem Thema aus dem Jahr 2016 zurückgriff.

Die Zusammenarbeit von DAK und IGES Institut im Bereich der Versorgungsforschung reicht bis in das Jahr 1998 zurück, als der erste DAK-Gesundheitsreport – damals noch ganz fokussiert auf das Thema „Krankenstand der erwerbstätigen DAK-Mitglieder" – erschien.

Nach seinem Eintritt in den DAK-Vorstand stellten Herbert Rebscher und ich 2004 erstmals gemeinsam den Gesundheitsreport auf einer

Pressekonferenz in Berlin vor. Schon seit 2002 hatten diese jährlichen Berichte ein Schwerpunktthema, das in der Öffentlichkeit regelmäßig größere Aufmerksamkeit genoss als der DAK-Krankenstand, der damals seit 1999 konstant auf dem Niveau von 3,5 % verharrte.

Herbert Rebschers erstes Schwerpunktthema im Jahr 2004 war die Bedeutung von „Kurzzeit-Erkrankungen" für die Unternehmen bzw. den betrieblichen Krankenstand. Die Diskussionen des Jahres 2025 über die Rolle der ärztlichen Krankschreibung, Karenztage, „Blaumachen" usw. wurden in ähnlicher Form auch vor 20 Jahren schon geführt. Die zuständige DAK-Fachabteilung hatte dieses Thema mit uns vereinbart, um durch Fakten und Analysen zur Versachlichung der Diskussion beizutragen. Für IGES war es ein Glücksfall, dass Herbert Rebscher seine erste Gesundheitsreport-Pressekonferenz mit diesem stark sozialpolitisch geprägten Thema bestreiten konnte, bei dem er sich in der Diskussion mit den Journalisten ganz in seinem Element fühlte. Der künftige Vorstandsvorsitzende der DAK war damit für die Fortführung der Gesundheitsreports gewonnen.

Bis zu seinem Eintritt in den Ruhestand haben wir jedes Jahr im Haus der Bundespressekonferenz den DAK-Gesundheitsreport – stets vor zahlreichen Pressevertretern, sofern wir nicht in Konkurrenz zu einem anderen, wirklich weltbewegenden, Ereignis standen – vorgestellt. Der Termin der DAK-Pressekonferenz zu Jahresanfang wurde zu einem festen Bestandteil im Terminkalender der hauptstädtischen Gesundheitsjournalisten, zumal Herbert auch stets bereit war, sich zu allgemeineren gesundheitspolitischen Themen, anstehenden Gesetzesvorhaben etc. spontan befragen zu lassen.

Der Blick über die unmittelbaren Aufgaben des Vorstandsvorsitzenden einer großen, von den geltenden Rahmenbedingungen nicht gerade begünstigten, Krankenkasse hinaus auf die gesundheitliche Versorgung der Bevölkerung und sein stetes Interesse an den ordnungspolitischen

Fragen der GKV und des Gesundheitswesens waren die prägenden Züge von Herbert Rebscher.

Besonders in Erinnerung werden mir die intensiven Diskussionen bleiben, die wir im Zusammenhang mit der ihm sehr am Herzen liegenden Publikation zum 20. Jubiläum des „Ochsenblut-Papiers" geführt haben. So nannte er das 1994 von einer Arbeitsgemeinschaft der Spitzenverbände der Krankenkassen verfasste, in roten Karton gebundene, Grundsatzpapier, das die Diskussionsprozesse rund um den „Wendepunkt Lahnstein" in einer gemeinsamen gesundheitspolitischen Position der GKV bündelte. In seinem eigenen „Jubiläums-Beitrag" schärfte er vor dem Hintergrund der zwischenzeitlichen Entwicklungen noch einmal den Fokus, indem er betonte, dass ein funktionaler Wettbewerb in der GKV vor allem die gesundheitliche Versorgung der etwa 20 % hauptsächlichen Nutzer des Systems verbessern müsse und nicht primär die Preissensibilität der übrigen 80 % der Versicherten bespielen dürfe.

> « Der Blick über die unmittelbaren Aufgaben des Vorstandsvorsitzenden einer großen, von den geltenden Rahmenbedingungen nicht gerade begünstigten, Krankenkasse hinaus auf die gesundheitliche Versorgung der Bevölkerung und sein stetes Interesse an den ordnungspolitischen Fragen der GKV und des Gesundheitswesens waren die prägenden Züge von Herbert Rebscher. »

Im steten Austausch mit Herbert haben meine Kollegen Martin Albrecht, Karsten Neumann und ich damals ein Konzept für einen stärker versorgungsorientierten Wettbewerb entwickelt. Im Mittelpunkt des Beitrags steht die Frage, welcher Rahmenbedingungen es bedarf, um die Krankenkassen zu Innovationstreibern in Bezug auf relevante Versorgungsaufgaben zu machen. Ich werde Herbert Rebscher so in Erinnerung behalten: Als einen stets kollegial zugewandten Gesprächspartner, der als Auftraggeber unsere Arbeit gleichermaßen mit Sachverstand und Leidenschaft inspiriert, begleitet und ermöglicht hat.

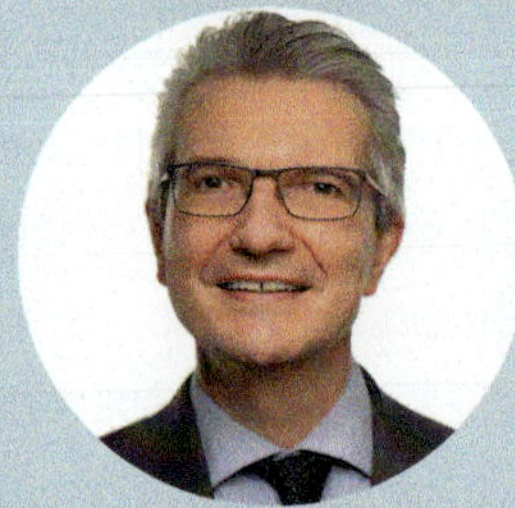

Foto © Guenter Bolzern Film und Fotografie

Intellektuelle Redlichkeit und Verlässlichkeit

Dr. Willy Oggier

Inhaber und CEO Gesundheitsökonomische Beratungen AG, Küsnacht (Schweiz) und Mitglied des medizinisch-wissenschaftlichen Beirats der DAK-Gesundheit

Herbert Rebscher war ein brillanter Denker, der komplexe Zusammenhänge klar und verständlich darstellen konnte. Auf ihn war Verlass.

Herbert Rebscher in wenigen Worten würdigen zu wollen, ist ein Ding der Unmöglichkeit. Daher sollen wenige Stichworte angeführt werden, die seinen beruflichen und persönlichen Facetten-Reichtum wenigstens erahnen lassen.

Intellektuelle Redlichkeit: Im Rahmen der zahlreichen Seminare, die ich mit ihm gestalten durfte, verwies er immer wieder darauf, dass Kostenvorteile Gefahren für Fehlsteuerungen bieten und Krankenhäuser mit niedrigen Kosten nicht zwingend am effizientesten sind (so etwa am 3. April 2009 am Seminar „DRG und Qualität: Was kann die Schweiz von Deutschland lernen?" in Berlin). Denn geringe Kosten können auf eine höhere Prozesseffizienz, Risikoselektion und/oder geringe Bereitstellungskosten zurückzuführen sein (vgl. auch das Zitat aus diesem Vortrag als Begründung in diesem Artikel).

Risikostratifizierung: Herbert Rebscher war nicht nur ein überzeugter Verteidiger der sozialen Krankenversicherung, sondern auch früh bewusst, wie wichtig ein gut gemachter morbiditätsorientierter Risikoausgleich für eine sinnvolle, da versorgungsorientierte wettbewerbliche Krankenversicherungsordnung ist. Er hat damit auch in der Schweiz die Debatte anstoßen können und mir wertvolle Hinweise gegeben, um mindestens einen der wesentlichen parlamentarischen Vorstöße vorzubereiten, um der Idee zum Durchbruch zu verhelfen.

Klarheit und Verständlichkeit: Herbert Rebscher hatte die bei Wissenschaftlern seltene Begabung, komplexe Sachverhalte in einfachen Worten auch für Laien darstellen zu können, ohne zu falsifizieren. Beispielhaft können die oben genannten Fallkosten-Vergleiche angeführt werden. Wenn Medizin nach dem Zufallsprinzip funktionieren würde, würden sich weniger Probleme bei Fallkosten-Vergleichen ergeben. Herbert Rebscher zeigte daher anschaulich auf, dass Medizin in der Regel nicht nach dem Zufalls-Prinzip, sondern nach dem Zuweisungs-Prinzip funktioniert. Denn Hausärztinnen und -ärzte würden in der Regel versuchen, ihre Patientinnen und Patienten bei elektiven Eingriffen und Behandlungen jenen Spezialärztinnen und -ärzten zuzuweisen, die sie für die besten halten. Damit laufen diese Gefahr, überproportional viele Patientinnen und Patienten mit hohem Schweregrad zu behandeln und damit mit hoher Wahrscheinlichkeit selbst bei effizienter Behandlung höhere Fallkosten aufzuweisen. Dies nicht zu berücksichtigen, bezeichnete er gerne als „Woodoo-Ökonomie".

Verlässlichkeit: Genauso wie er fachlich und rhetorisch „ein sicherer Wert" war, erlebte ich ihn als Person. Er war geradlinig, zuverlässig, auf sein Wort war Verlass. Nie hat er nach einer Zusage zu einer meiner häufigen Anfragen an ihn abgesagt – egal, ob er in die Schweiz kommen sollte oder ich ihn in Hamburg mit Delegationen besuchen durfte. Auch an Samstagen war er sich dafür nicht zu schade.

Mensch mit Format: Gerade in diesen Zeiten sind und wären Persönlichkeiten vom Format Herbert Rebschers gefragt. Umso schwerer wiegt sein Verlust. Möge das eine oder andere seiner aus intellektueller Redlichkeit gesäte Pflänzchen viele Blüten werfen und weiterleben. Denn nichts kann uns der Tod nehmen, was in uns lebt. Denn es lebt in uns weiter – so wie es vorher in uns gelebt hat.

DANKE für alles, lieber Herbert.

« Hohe Varianz innerhalb eines Clusters (DRG) ist bei einer **Zufallsverteilung** kein Problem. Bei einer **nicht-zufallsbasierten**, i.d.R. durch Spezialisten **gesteuerten** Verteilung allerdings grob verzerrend! »
(Hervorhebungen durch H. Rebscher)

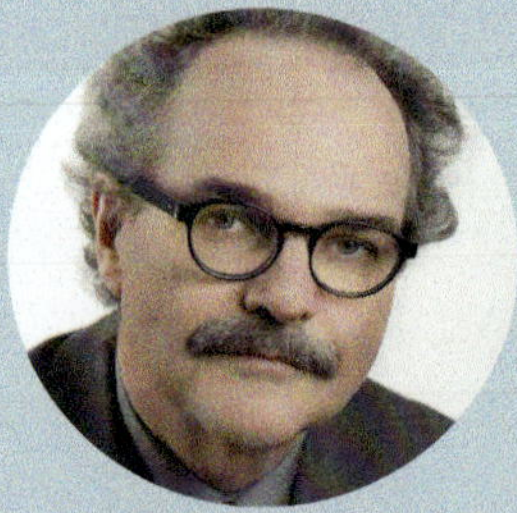

Vertrauter Klang und guter Rat

Dr. Robert Paquet

Freier Journalist, OBSERVER Gesundheit

Im Politikbetrieb spricht man Hochdeutsch. Manche wollen es aber nicht: Es gab den Spruch von Scholz & Friends für Baden-Württemberg: „Wir können alles. Außer Hochdeutsch". Daher gilt in Berlin die Faustregel: An der Sprache erkennen sich die Schwaben und die Bayern. Bei Hessen muss man schon ein sehr feines Gehör haben. Was hat das mit Herbert Rebscher zu tun?

Wir kannten uns seit Langem. Die erste Begegnung gab es in Essen. Ich war 1989 frisch eingestellt beim damaligen BKK-BV, der als einziger Bundesverband der Krankenkassen *nicht* im Raum Bonn (und Umgebung) residierte. Herbert war stellvertretender Geschäftsführer der Arbeitsgemeinschaft der Vertrauensärztlichen Dienste, die auf Bundesebene die Umwandlung dieser Abteilungen der Landesversicherungsanstalten in die Medizinischen Dienste der GKV koordinieren sollte. Eine Aufgabe, die durch das gerade in Kraft getretene Gesundheitsreformgesetz entstanden war; die Krankenkassen sollten eigene Fachberatung erhalten und in Begutachtungsfragen nicht mehr auf die Amtshilfe der Rentenversicherung angewiesen sein. Die erwähnte Arbeitsgemeinschaft residierte in direkter Nachbarschaft zum BKK-BV. So kamen wir ins Gespräch.

Intensiver war dann die Zusammenarbeit bei der Entwicklung der „ochsenblutroten Broschüre". Das ist erklärungsbedürftig. Die damals nicht so häufigen gemeinsamen Publikationen der kassenartenspezifischen „Spitzenverbände" der GKV (den GKV SV gab es da noch nicht) hatten diese dunkelrote Farbe. Die Arbeitsgemeinschaft dieser Spitzenverbände wollte auf das am 1.1.1993 in Kraft getretene Gesundheitsstrukturgesetz (GSG) mit einer gemeinsamen Stellungnahme reagieren. Wie sollte man mit der ab 1996 vorgesehenen freien Kassenwahl und mit dem Risikostrukturausgleich umgehen? Wie sollte ein Konzept für den künftigen Wettbewerb der Kassen aussehen? Welche Verträge sollten mit den Leistungserbringern „gemeinsam und einheitlich" und welche kassenindividuell geschlossen werden (Selektivverträge)? Und so weiter.

Die erwähnte Broschüre wurde zum „Gründungsdokument" des neuen Kassenwettbewerbs in „solidarischer Wettbewerbsordnung". Eine treffende Bezeichnung, die auf Herberts ökonomischen Sachverstand zurückgeht. Wie ging das vor sich? Die Spitzenverbände schickten die Leiter ihrer Grundsatzabteilungen bzw. Leute die strategisch denken, lesen und gut schreiben konnten. Die sollten dann eine Beschlussvorlage für die Geschäftsführer der Verbände und die ehrenamtlichen Vorstände ausarbeiten. Das ist mit den bekannten Wirkungen gelungen. Wir konnten auch unsere Selbstverwaltungen überzeugen. Die Literatur, die sich mit diesem Thema und seinen Elementen beschäftigt, ist kaum mehr überschaubar. Die Personen, die damals zusammenkamen, sind daran nicht unschuldig.

Herbert war inzwischen stellvertretender Geschäftsführer des vdek (und in Siegburg mehrfach Gastgeber dieser Runde). Mit dabei waren auch (ebenfalls zu früh verstorben) Gerd Glaeske, Karl-Heinz Schönbach (gestorben 2023), Franz Knieps, Doris Pfeiffer, Gernot Kiefer und eben auch der Autor dieser Zeilen.

Warum erzähle ich das? Wir haben viel geredet und einander zugehört. Auch später gab es immer wieder engeren Kontakt. Und bei Herbert war ein feiner Tonfall, ein ganz leichter hessischer Akzent zu erkennen, wenn man z. B. über etwas Persönliches gesprochen hat. Ich habe das gern gehört.

Herbert wurde 1954 in Bad König geboren, im Odenwald. Ich bin im nahen Darmstadt aufgewachsen und meine Mutter lebte bis 2008 noch dort. Sie war zufällig auch in der DAK versichert. Meine Mutter wurde 2007 pflegebedürftig und ich musste einen Heimplatz für sie finden. In dieser Situation traf ich Herbert bei einer Veranstaltung und erzählte ihm von meinem Problem; ich brauchte dringend eine Übergangslösung. Herbert hat mich auf die Kurzzeitpflege im dortigen Elisabethenstift aufmerksam gemacht. Er habe kurz zuvor seinen Vater dort untergebracht und sei sehr zufrieden gewesen. Meine Mutter war dann auch sechs Wochen dort und wurde gut betreut.

Herbert war immer kollegial und hilfsbereit. Sein Hinweis kam ganz en passant, aber in einem mir vertrauten Klang. Ich habe den Zungenschlag noch heute im Ohr.

« Herbert war immer kollegial und hilfsbereit. Sein Hinweis kam ganz en passant, aber in einem mir vertrauten Klang. »

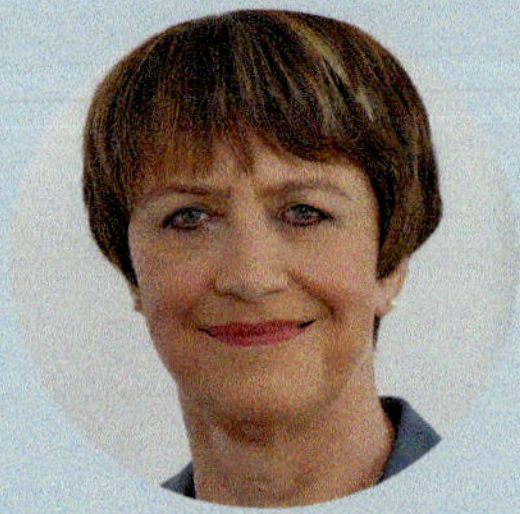

Mein Mentor

Dr. Doris Pfeiffer

Vorstandsvorsitzende des GKV-Spitzenverbandes

Herbert Rebscher lernte ich im Mai 1992 kennen, als ich Referentin in der Abteilung Verbandspolitik beim Verband der Angestellten-Krankenkassen e. V. (VdAK) wurde. Kurz zuvor war er Stellvertreter des damaligen Geschäftsführers Dr. Eckart Fiedler geworden. Bereits in dieser Zeit arbeiteten wir eng zusammen, weil er sich immer besonders für gesundheits- und verbandspolitische Themen interessierte.

Kurz vor dem Wechsel von Dr. Fiedler zur BARMER, übernahm ich im VdAK die Leitung der Abteilung Verbandspolitik-Marktsicherung-Öffentlichkeitsarbeit. Rebscher trat dann im Juli 1996 die Nachfolge Fiedlers als Vorstandsvorsitzender des VdAK an.

Die 90er Jahre waren für die GKV und das Gesundheitswesen von großen Umwälzungen geprägt. Dazu gehörte nicht nur die Wiedervereinigung, aufgrund gravierender Finanzprobleme brachte der damalige Gesundheitsminister Seehofer umfassende Reformen auf den Weg. Das im „Lahnsteiner Kompromiss" ausgehandelte Gesundheitsstrukturgesetz (GSG) brachte Wahlfreiheit für alle GKV-Mitglieder und den Risikostrukturausgleich, eine Reform der Selbstverwaltung und die Regionalisierung der Vertragsstrukturen. Gleichzeitig wurden fast alle Leistungsbereiche budgetiert, um Zeit für strukturelle Reformen zu schaffen.

Dennoch spitzte sich die Finanzlage der GKV in der zweiten Hälfte der 90er Jahre weiter zu. Mit dem Beitragsentlastungsgesetz und den GKV-Neuordnungsgesetzen „NOG 1" und „NOG 2", u. a. mit dem „Krankenhaus-Notopfer" und der angeblich von Seehofer in der Sauna entwickelten Idee, Zuzahlungserhöhungen an Beitragssatzanhebungen zu koppeln, wollte Seehofer dem Herr werden.

Also eine Menge zu tun für Rebscher als Vorstandsvorsitzender und mich als Abteilungsleiterin Politik. Nicht nur, dass die Gesetzentwürfe auch damals schon mit extrem kurzen Fristen eintrudelten, es gab auch heftige, zum Teil sehr ins Persönliche gehende Auseinandersetzungen zwischen dem Minister und den Vorständen der Kassen und Verbände.

In diesen Jahren wurde ich so etwas wie „die rechte Hand" von Herbert Rebscher. Meine Abteilung bereitete eine Vielzahl von Vorträgen für ihn vor. Sein Elan und seine Kreativität kannten kaum Grenzen. Manchmal musste ich ihn ein bisschen bremsen, denn auch seine Hilfsbereitschaft kannte kaum Grenzen. „Mal eben eine Seite" zu liefern, stellte er sich einfach vor, aber „kürzer" dauert halt meistens eher länger. Er kam auch gerne nach der Rückkehr von Veranstaltungen, bei denen er aufgetreten war, bei mir im Büro vorbei und erzählte von seinen Erlebnissen. Publikum hatte er auch da gerne dabei!

Bewundert habe ich schon damals seinen quasi unerschütterlichen Optimismus. Wenn alle anderen schon aufgegeben hätten, warb er weiterhin – immer freundlich, aber manchmal auch anstrengend – für seine Positionen. Und nicht selten war er erfolgreich!

Als Rebscher mich im Dezember 2002 zum Essen einlud, ahnte ich noch nicht, was auf mich zukommen sollte. Er erklärte mir an diesem Tag, dass er Vorstand bei der DAK werde. Und dass er sich dort schon dafür eingesetzt habe, dass ich seine Nachfolgerin beim VdAK werde – wohlgemerkt, ohne dass wir vorher darüber gesprochen hätten. Die Frage, ob ich das denn wolle, habe ich natürlich bejaht, das war schließlich mein Traumjob. Im August 2003 wurde ich Vorstandsvorsitzende des VdAK.

Drei Jahre später versuchte Ulla Schmidt mit Zuzahlungen auf fast alle Leistungen, Praxisgebühr, Gesundheitsfonds und Morbi-RSA die anhaltenden Kostenprobleme in den Griff zu bekommen. Und der Spitzenverband Bund der Krankenkassen sollte die Spitzenverbände der Kassenarten ablösen.

Anfang November 2006 preschte Herbert Rebscher dann in einer Runde der Ersatzkassenvorstände zur Zukunft des VdAK vor: „Wir sind uns ja wohl einig, dass Doris Pfeiffer für uns als Vorstand in den Spitzenverband geht!?". Auch diesmal hatte er vorher nicht mit mir gesprochen. Immerhin fragte er hinterher „Das war doch okay, oder?". Dieses Mal war ich nicht so sicher. Aber als wenig später die Weichen für die Zukunft des VdAK richtig gestellt waren, konnte ich auch diese Herausforderung annehmen.

Es braucht wohl keine weiteren Erläuterungen, warum ich Herbert Rebscher zu großem Dank verpflichtet bin!

> « Bewundert habe ich schon damals seinen quasi unerschütterlichen Optimismus. Wenn alle anderen schon aufgegeben hätten, warb er weiterhin – immer freundlich, aber manchmal auch anstrengend – für seine Positionen. Und nicht selten war er erfolgreich! »

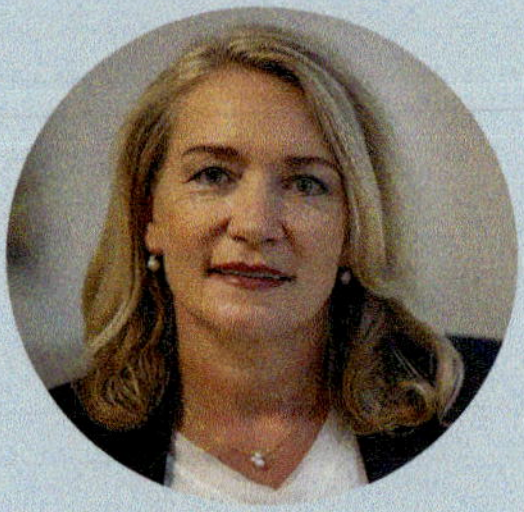

Herbert Rebscher – Leidenschaftlicher Autor, Herausgeber und Bücherfreund

Julia Rondot

Geschäftsführerin medhochzwei Verlag GmbH

Ein Freitagmorgen im Juni 2023, das Telefon klingelte: *„Guten Morgen Julia, hier ist Herbert. Wie geht es Dir und dem Verlag? Ich rufe an, wegen unseres neuen Buchprojekts: Nutzen, Wert und Public Value. Die Gliederung habe ich schon fertiggestellt, die Autoren alle beisammen und ich denke in drei Monaten kann ich Dir das komplette Manuskript liefern. Schafft ihr es dann, dass das Buch noch im Dezember erscheint? Einige Autoren würden es gerne zu Weihnachten verschenken."*

So wie bei seinem letzten Buchprojekt mit uns „Nutzen, Wert und Public Value – Geschäftsmodelle in Gesundheits- und Sozialmärkten", erschienen im Dezember 2023, lief es in der Regel ab, bei Buchprojekten mit Herbert Rebscher.

Es gelang ihm als Herausgeber mühelos, spannende und kenntnisreiche Autoren zu einem Thema zu versammeln und den Büchern einen roten Faden mitzugeben. Auch mit seinem letzten Buch hatte er wieder Gespür für ein hochaktuelles Thema bewiesen und die kontrovers, in Teilen ideologisch geführte Debatte um die Ökonomisierung der Medizin auf ein sachliches, fundiertes Niveau gehoben.

Herbert Rebscher hat mich als Autor schon mein ganzes Verlagsleben begleitet

Kennengelernt habe ich Herbert schon 2005, lange bevor ich den medhochzwei Verlag gegründet habe. Damals ging es um die Festschrift für Prof. Günter Neubauer, bei dem sich Herbert Rebscher für die fördernde Unterstützung bedanken wollte. Schon bei diesem Werk „Gesundheitsökonomie und Gesundheitspolitik – Im Spannungsfeld zwischen Wissenschaft und Politikberatung" mit über 50 verschiedenen Beiträgen und vielen namenhaften Autoren zeigte sich seine große Gabe Menschen zusammenzubringen und für den wissenschaftlichen Diskurs zu vernetzen.

Bei der Verlagsgründung von medhochzwei, hat Herbert Rebscher mich nicht nur als Herausgeber und Autor begleitet, sondern mich auch bei dem Aufbau des Verlages unterstützt. Er hat mich positiv bestärkt diesen Schritt zu wagen, Türen geöffnet und mich und meinen Verlag vielfach weiterempfohlen.

Seine erste Buchreihe bei medhochzwei „Gesundheitssysteme im Wandel"

Bereits 2009 erschien der erste Band der Schriftenreihe für die Deutsch-Schweizerische Gesellschaft für Gesundheitspolitik „Gesundheitssysteme im Wandel", die Herbert Rebscher gemeinsam mit Stefan Kaufmann ins Leben gerufen hatte. Die Buchreihe, die mit dem zehnten Band „Zukunftsmanagement in Gesundheitssystemen" ihren Abschluss fand, setzte sich mit den Unterschieden und Gemeinsamkeiten des Schweizer und des Deutschen Gesundheitssystems auseinander, mit dem Ziel, voneinander zu lernen und den Entscheidungsträgern in Politik, Wissenschaft und Versorgungspraxis die Erfahrungen aus beiden Ländern nutzbar zu machen.

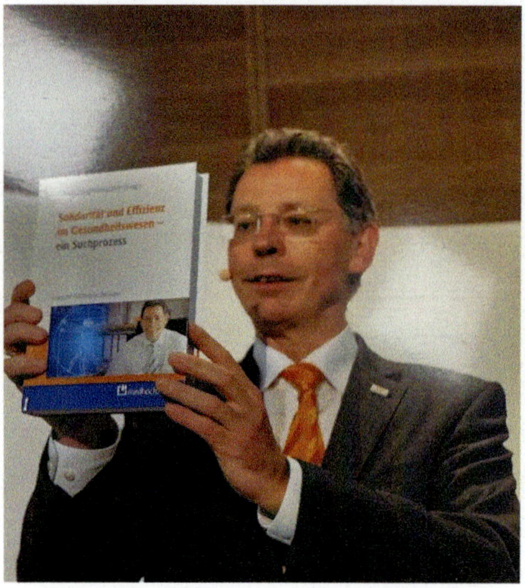

In seiner aktiven Zeit als DAK-Vorstandsvorsitzender war Herbert Rebscher Begründer und Herausgeber der DAK-Gesundheit Schriftenreihe „Beiträge zur Gesundheitsökonomie und Versorgungsforschung", in der neben den jährlichen Gesundheitsreports mit der Analyse der Arbeitsunfähigkeitsdaten, weitere Publikationen wie der AMNOG-Report, der Pflegereport und der Kinder- und Jugendreport erscheinen.

Sein letztes Buchprojekt – Transfer von der Theorie in die Praxis

Sein letztes Buchprojekt, die eingangs erwähnte Publikation „Nutzen, Wert und Public Value", ist der vierte Band der Buchreihe „Gesundheitsökonomie der Versorgungspraxis – Gesundheit und Pflege", die er gemeinsam mit Prof. Dr. Jasmina Stoebel und Prof. Dr. Jürgen Zerth herausgegeben hat. Gerade der Transfer von gesundheitsökonomischen Erkenntnissen in die Versorgungspraxis war Herbert Rebscher immer ein Anliegen. Es ging ihm nie um rein akademische Diskussionen, sondern immer darum, wie die Erkenntnisse aus der Theorie einen Nutzen für die Gesundheitsversorgung bringen können.

Für mich war Herbert Rebscher ein besonderer Autor, unermüdlich im Schreiben, mit großer Sachkenntnis, immer auf den Punkt und ein „Bilderbuchherausgeber", wie es nur wenige gibt. Es war eine große Freude mit ihm zusammenzuarbeiten und ich bin sehr dankbar für die lange und freundschaftliche Verbindung mit ihm. Gerne erinnere ich mich an seine offene und zugewandte Art und an die vielen Verlagsabende und Treffen, bei denen auch ordentlich gefeiert wurde und wir über viele andere Themen abseits der Gesundheitsversorgung gesprochen haben. Tröstlich ist für mich und uns als Verlag, dass neben unseren Erinnerungen mit seinen Büchern und Publikationen ein Teil von ihm bei uns bleiben wird.

« Für mich war Herbert Rebscher ein besonderer Autor, unermüdlich im Schreiben, mit großer Sachkenntnis, immer auf den Punkt und ein ‚Bilderbuchherausgeber', wie es nur wenige gibt. Es war eine große Freude mit ihm zusammenzuarbeiten und ich bin sehr dankbar für die lange und freundschaftliche Verbindung mit ihm. »

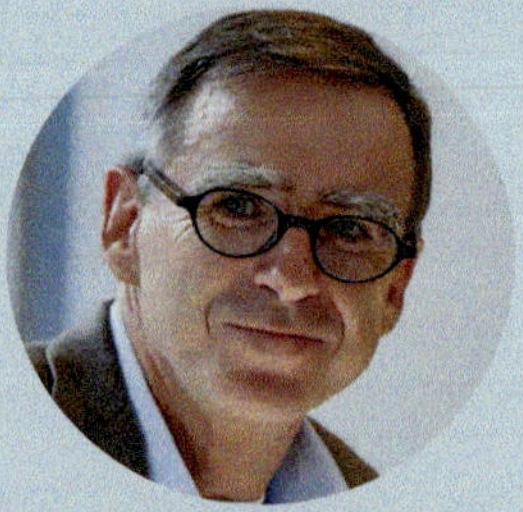

Begegnungen mit Herbert Rebscher

Udo Schauder

Senior Advisor Governmental Affairs Novo Nordisk

Ich weiß nicht genau, wann ich Herbert Rebscher das erste Mal auf einem Kongress begegnet bin, es muss noch zu seinen Zeiten als VdAK-Vorsitzender in Siegburg gewesen sein. In Erinnerung ist mir geblieben, dass er immer klare Analysen zu den Themen abgab und auf dem Podium auch unbequeme, streitbare Thesen vertrat. Wenn Herbert Rebscher einen Gedanken verfolgte, dann verfolgte er ihn auch mit voller Überzeugung und versuchte sein Gegenüber von der Richtigkeit zu überzeugen.

Mit seinem privaten Umzug nach Hesedorf in den Landkreis Rotenburg Wümme im Jahre 2003, kreuzten sich plötzlich private und dienstliche Wege. Durch einen überschneidenden Freundeskreis kam es zu ersten privaten Einladungen. Für mich stellte dies eine Herausforderung dar, für Herbert war dies kein Problem, er sah den Menschen und nicht die Funktionen. Sehr gut kann ich mich an ein Ereignis anlässlich eines Kongresses in Berlin erinnern, den ich mit meinem Geschäftsführer besuchte. Herbert Rebscher entdeckte mich und rief quer durch die Eingangshalle: „Da ist ja mein Nachbar! "und ging dann auf mich zu. Bei meinem Chef und in meinem damaligen Unternehmen hat das den Eindruck hinterlassen, wir wären wirklich Nachbarn. Ich stellte dies scherzhaft klar, indem ich sagte, wir leben auf dem Land und da seien die Grundstücke größer, denn in Wirklichkeit liegen zwischen unseren Grundstücken ca. 12 km und einige Dörfer.

Ich erinnere mich an viele gemeinsame Bahnfahrten von Berlin nach Hamburg. Von dort ging es mit Herberts Wagen weiter und ich profitierte von dieser Nachbarschaftshilfe. Bei diesen Gelegenheiten philosophierten wir häufig über die Zukunft unseres Gesundheitswesens. Herbert sah immer eine Chance neue Felder für die bessere Versorgung von Patienten zu öffnen. So unterstützte er ein von mir angedachtes ärztliches Versorgungsprojekt und ermutigte mich dies in seiner Schriftenreihe „Wissensmanagement im Gesundheitssystemen" zu publizieren. Herbert war nicht der abgehobene, erfolgreiche Manager im Gesundheitswesen, der für niemanden erreichbar war, nein er war der stets hilfsbereite, offene Mensch, der auf alle zuging und Kontakte in seinem Umfeld pflegte. So waren an seinem 60ten Geburtstag nicht nur seine gesamte Familie aus dem Odenwald, seine Weggefährten, viele Mitarbeiter und Kollegen, sondern auch gefühlt die gesamte Umgebung eingeladen.

« Da ist ja mein Nachbar! »

Anlässlich dieses Geburtstages bekam er einen Golfkurs geschenkt. Symbolisch war ein Schläger dabei, den er sofort ausprobierte und dazu bemerkte, dass das Golfen für einen Sportler wie ihn nicht schwer zu erlernen wäre. Später, nach bestandener Platzreife, stellte er fest, das sei doch kein Sport und überhaupt Wolfgang und ich würden immer so akribisch an der Etikette hängen, das müsse man locker sehen und schon hatte er seine eigenen Regeln geschaffen. Auch wenn wir Herbert zu jedem Spiel überreden mussten, war es immer ein ganz besonderer Spaß mit ihm auf die Runde zu gehen. Auf diesen Runden wurde sich unterhalten, wir sprachen über politische, wie über allgemeine Themen, tauschten uns über Literatur und Sportnews aus. Unvergesslich bleibt mir mein Geburtstag im März 2024, der Abend war heiter und von vielen Themen geprägt. Herbert wollte sich im Jahr 2024 endgültig von den letzten gesundheitspolitischen Gremien verabschieden und freute sich Zeit für seine Familie und besonders die Enkelkinder zu haben. Wir planten gemeinsame Unternehmungen im Freundeskreis und verabredeten uns für den kommenden Tag zum Golfen. Es sollte unsere letzte gemeinsame Runde werden.

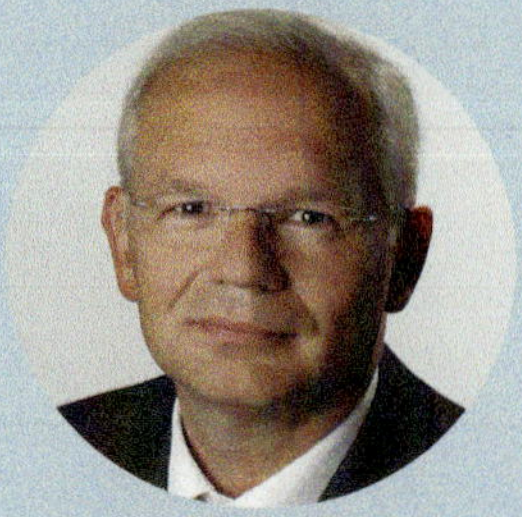

Wer seiner Zeit voraus ist, kann nicht zu spät kommen

Prof. Dr. Jörg Schlüchtermann

Lehrstuhlinhaber BWL V und Studiengangmoderator Gesundheitsökonomie, Universität Bayreuth

In den Jahren von 2008 bis 2012 hat die Bundesärztekammer (BÄK) regelmäßig Fortbildungsveranstaltungen für Chef- und Oberärzte angeboten. Der Reigen der dort zu hörenden Dozenten war vergleichsweise bunt, z. B. der spätere Präsident der BÄK Montgomery oder Herbert Rebscher. Weil neben prominenten Referenten auch jemand für die Kernerarbeit gebraucht wurde, die Grundzüge der Betriebswirtschaftslehre möglichst unterhaltsam zu vermitteln, war ich auch dabei. In der Retrospektive sind mir diese Veranstaltungen sehr gut in Erinnerung geblieben, weil sich in relativ entspannter Atmosphäre wirklich sehr intensive Diskussionen zwischen den Referenten und natürlich auch mit den Teilnehmerinnen und Teilnehmern ergaben.

An einem dieser Termine schaffte es Herbert Rebscher nicht, pünktlich, vermutlich von Hamburg kommend, in Berlin einzutreffen. Das war letztlich kein großes Problem, weil ich als Vorredner einfach etwas überzogen habe. Ihm selbst war es aber sichtlich unangenehm, weil er stets ein sehr pflichtbewusster Mensch war. Im Laufe der vielen Jahre, in denen ich für die Gesundheitsökonomie „auf Tour" war habe ich solche Situationen natürlich mehrfach erlebt, aber niemals hat sich ein Referent so elegant aus der Affäre gezogen wie Herbert Rebscher damals. Er begann seinen Redebeitrag in einer Mischung aus Charme, Selbstbewusstsein und einer klitzekleinen Entschuldigung so: „Ich kann gar nicht zu spät kommen, ich bin ja meiner Zeit immer voraus".

Ein solcher Spruch steigert die Erwartungshaltung des Publikums naturgemäß auf ein sehr hohes Niveau, vielleicht sogar in eine riskante Sphäre, weil es zwischen Referenten und Auditorium ein natürliches Spannungsverhältnis gab. Auf der einen Seite gestandene Führungskräfte aus der Medizin, die sich mit verschränkten Armen zurücklehnten, um abzuwarten, was ihnen da so aus der Welt der Ökonomie geboten wird. Wir als Referenten wussten um diesen nicht ganz einfachen Auftrag, waren aber „mit allen Wassern gewaschen", weil uns eine solche Situation vertraut war und wir natürlich von dem überzeugt waren, was wir da unterrichteten. Herbert Rebschers volkswirtschaftliche, von der ordnungsökonomischen Schule geprägte Perspektive und meine betriebswirtschaftliche Sicht haben sich damals – wie ich meine – ganz prima ergänzt.

Bei der Vorstellung der aktuell sich entwickelnden großen Krankenhaus-Reform im Dezember 2022 hat der damals aktuelle Gesundheitsminister Lauterbach eine „Entökonomisierung" des Gesundheitswesens versprochen. Diese Formulierung war aber natürlich für den Boulevard, nicht für ein Fachpublikum. Wenn es darum geht, mehr als 400 Mrd. Euro jährlich zu verteilen, dann geht das einfach nicht ohne Ökonomie und ihre Kernkompetenz, nämlich den rationalen Umgang mit knappen Ressourcen. Und genau dafür hat Herbert Rebscher gelebt, gearbeitet und den fachlichen Diskurs bereichert. Dabei hat er auf vortreffliche Weise seine theoretische Ausbildung in München, seine Lehr- und Publikationstätigkeit als Honorarprofessor bei uns in Bayreuth und seine jahrzehntelange Erfahrung als hochrangige Führungskraft in der Praxis kombinieren können.

Volks- und Betriebswirtschaftslehre sind akademische Schwestern. Der BWLer interessiert sich insbesondere für Krankenhäuser, denn diese gehören zu den komplexesten Organisationen auf diesem Planeten und sie agieren insbesondere in Deutschland in einem hochgradig komplexen und dynamischen Gesundheitssystem. Schneller technischer Fortschritt und die demographische Entwicklung sind allgegenwärtige Managementherausforderungen. Digitale Transformation, Ambulantisierung, Überwindung von Sektorengrenzen, Personalmangel und Investitionsstau sind nur einige der weiteren aktuellen und zukünftigen Probleme.

Herbert Rebschers Denkweise war durch die Volkswirtschaftslehre geprägt, seine tiefe Expertise reichte aber auch in solche betriebswirtschaftlichen Fragen hinein. Von der gemeinsamen Dozententätigkeit bei der BÄK in Berlin habe ich nachhaltig profitiert. Über seine Formulierung, der Zeit stets voraus zu sein, muss ich auch heute noch lächeln. Dem System wird dieser Vordenker fehlen.

> « Ich kann gar nicht zu spät kommen, ich bin ja meiner Zeit immer voraus. »

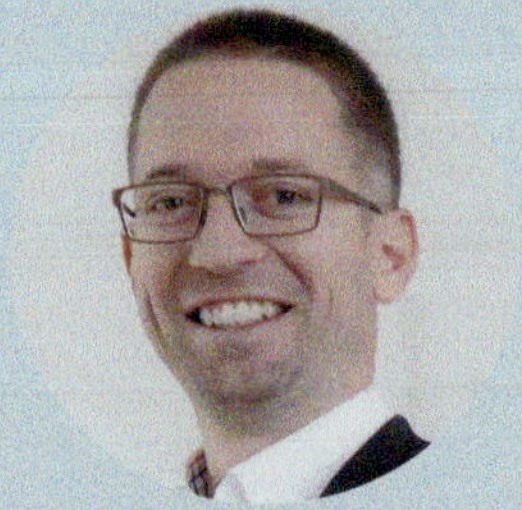

Ein streit- und nahbares Unikat

Prof. Dr. Andreas Schmid

Apl. Professor für Gesundheitsökonomie & -management,
Universität Bayreuth

Meine erste Begegnung mit Herbert Rebscher muss irgendwann um das Jahr 2003 gewesen sein. Als noch ganz frischer Student der Gesundheitsökonomie besuchte ich Veranstaltungen, auf deren Podien immer wieder Herbert Rebscher und Peter Oberender verbal die Klingen kreuzten. Die sehr deutlich und vehement geführten Diskurse ließen mich damals nicht unbeeindruckt. Die beiden schienen sich nicht wirklich grün zu sein… Erst mit der Zeit erkannte ich, dass hier beinahe schon ein choreographierter Schlagabtausch von Zweien stattfand, die sehr gut miteinander konnten, die sehr viel mehr verband, als dass sie in einzelnen inhaltlichen Fragen trennte.

Als liberaler Ökonom war ihm eine überbordende Regulierung immer ein Dorn im Auge. Eine zentralistisch angewendete Anmaßung von Wissen könne nicht den Such- und Entdeckungsprozess eines wettbewerblich organisierten Systems übertreffen. Zugleich verlor er aber auch nie den Versicherten, den Patienten aus dem Auge. Qualität in der Versorgung, das Ergebnis dessen, was für viel Geld bereitgestellt wurde, war für ihn immer ein zentraler Faktor.

Studenten hatten schon seit 1987 – den Frühzeiten der Gesundheitsökonomie in Bayreuth – die Gelegenheit Herbert Rebscher bei lebhaften und engagierten Vorträgen und Vorlesungen zu erleben. Mit der Verleihung der Honorarprofessur 2004 wurden seine Veranstaltungen fester Bestandteil des Curriculums.

Mit dem Vordiplom in der Tasche und einem kleinen, aber sehr diskussionsfreudigen, jahrgangsübergreifenden Teilnehmerkreis waren für mich die Vorlesungen Herbert Rebschers in den Seminarräumen des RW-Gebäudes alles andere als langweiliger Frontalunterricht. Wir kompensierten unseren Mangel an Wissen und die sicherlich noch reichlich ausgeprägte Naivität durch eine solide Portion Überzeugung und fanden in Herbert Rebscher einen hervorragenden Lehrer. Er nahm uns ernst, war für jeden nahbar und wurde nicht müde immer und immer wieder die gleichen Zusammenhänge zu erklären. Auch wenn wir uns nicht immer einig wurden – es war eine Bereicherung, mit ihm im besten Sinne zu streiten.

Auch während meiner Promotionszeit konnte ich mich stets auf Herbert Rebscher verlassen. Natürlich lag das Thema „Konsolidierung und Konzentration im Krankenhaussektor" voll auf seiner Linie. Rückblickend muss ich schmunzeln, wenn ich die doch recht steifen Worte lese, mit denen ich mich für seine Unterstützung bedanke und denen ich ein Exemplar der frisch gedruckten Dissertation beigelegt hatte. So förmlich, wo er doch so offen und nahbar war.

In den folgenden Jahren kreuzten sich die Wege regelmäßig – an der Uni in Bayreuth, im Büro meines Doktorvaters Volker Ulrich, bei einschlägigen Veranstaltungen oder in seiner Rolle als Vorsitzender des Aufsichtsrats der Oberender AG. Was mich dabei mehr und mehr von ihm einnahm, war sein stetes Bemühen eine saubere ökonomische Argumentation aufzubauen. In einem Video zu einem seiner zahlreichen Sammelbände zeigt er sich verärgert darüber, wie inhaltsleer oft der zentrale Begriff der Effizienz verwendet wird. Klare und belastbare Definitionen waren für ihn ein wichtiger Baustein seiner Argumentation. Er machte begreifbar, weshalb eine solide Fundierung in der ökonomischen Theorie die Relevanz für die Praxis nicht reduziert, sondern vielmehr deutlich erhöht.

Beim letzten von ihm herausgegebenen Sammelband hatte ich die Ehre gemeinsam mit ihm und Jürgen Zerth als Herausgeber tätig zu werden. Unter dem Titel „Nutzen, Wert und Public Value“ hatten wir unter seiner Federführung ein Kaleidoskop an Beiträgen zusammengestellt, das viele der ihm wichtigen Themen zusammenführte. Herbert Rebscher erfasste das Gesundheitssystem stets in seiner vollen Breite.

Nicht ohne Stolz betonen die Alumni der gesundheitsökonomischen Studiengänge in Bayreuth, dass sie „Ökonomen Bayreuther Prägung“ sind. Mit einer fundierten ökonomischen Ausbildung und einem breiten Verständnis des Gesundheitssystems ausgestattet sind sie in der Lage, sich verschiedensten Herausforderungen zu stellen. Herbert Rebscher hat in all seinen Rollen für Generationen an Studenten einen wertvollen Beitrag hierzu geleistet. Lieber Herbert, vielen Dank!

« Die Lehrveranstaltungen Professor Rebschers [...] finden bei den Studierenden eine sehr positive Resonanz, was durch die Evaluationsergebnisse seiner Lehrveranstaltungen belegt ist. »

UBT aktuell, Nr. 8, Oktober 2005, S. 5

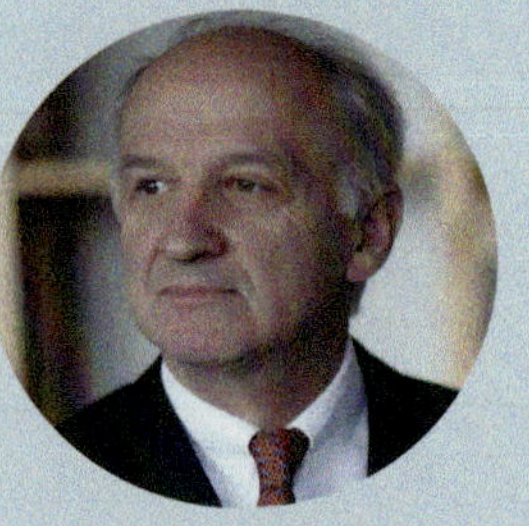

Herbert Rebscher: der ordnungspolitische Ökonom

Prof. Dr. Johann-Matthias Graf von der Schulenburg

Emeritus der Leibniz Universität Hannover

Wenn man von einem vertrauten Menschen Abschied nehmen muss, bleibt nur noch die Rückschau. In ihr erkennt man häufig Verknüpfungen und auch einen roten Faden, der sich durch das Leben gezogen hat. Dieser rote Faden war bei Herbert die Leidenschaft für die ordnungspolitische Analyse. Hierauf will ich in diesem kurzen Beitrag eingehen.

Mit Herbert verband mich nicht nur eine professionelle Freundschaft, sondern auch diese Leidenschaft. Wir beide waren der Überzeugung, dass ohne ein ordnungspolitisches Grundkonzept, das Gesundheitsversorgungssystem latent ineffizient, ungerecht und über die Zeit instabil sein wird.

Dabei stehen die beiden globalen Ordnungsalternativen exemplarisch gegenüber: das Beveridge und das Bismarck'sche System. Im Beveridge System wird die Gesundheitsversorgung durch allgemeine Steuern finanziert, und ein staatliches Gesundheitssystem mit einer staatlichen Gesundheitsadministration kümmert sich um die gesundheitlichen Belange der Bevölkerung. In unserem Bismarck'schen System erfolgt die Finanzierung durch Krankenversicherer, die sich durch Beiträge der

Versicherten finanzieren. Statt einer staatlichen Gesundheitsadministration erfolgt die Sicherstellung der Versorgung durch ein Selbstverwaltungssystem, in das Krankenversicherungen und Leistungserbringer eingebunden sind. Herbert war ein Fan des Bismarck'schen Systems.

Ich weiß nicht mehr, wann ich Herbert das erste Mal getroffen habe. 1999 hat er mich sehr unterstützt, gemeinsam mit einer großen Wissenschaftlergruppe die Deutschen Empfehlungen zur gesundheitsökonomischen Evaluation auf den Weg zu bringen und zu publizieren. 2007 erschien die dritte Fassung. Sie bildeten für viele Jahre den Standard für gesundheitsökonomische Evaluationsstudien in Deutschland. 2001 hielt er zum ersten Mal an meinem Institut in Hannover eine wunderbare Vorlesung zu den damaligen Irrungen der Gesundheitspolitik. Besonders waren seine Vorträge auf den jährlich stattfindenden externen Institutsseminaren auf Schloss Wendgräben. 2007 berief er mich in den medizinisch-wissenschaftlichen Beirat der DAK – dem ich heute noch mit großer Freude angehöre – obwohl ich zu der Zeit Vorsitzender des Beirates der TK war. Später wurde Herbert Mitglied im Beirat des von mir gegründeten Center for Health Economics Research Hannover (CHERH).

Genossen habe ich immer seine scharfen Analysen der Gesundheitspolitik. Ich frage mich wie Herbert wohl den Vorschlag des Wirtschaftsministers Robert Habeck kommentiert hätte, zur Finanzierung der Gesetzlichen Krankenversicherung auch Kapitaleinkünfte heranzuziehen. Er hätte wahrscheinlich erst einmal die ordnungspolitische Frage gestellt: Soll die GKV in Zukunft steuerfinanziert werden? Oder will man den fatalen Weg der Mischfinanzierung – wie in der Rentenversicherung – gehen? Denn wer kennt die Kapitaleinkünfte der GKV-Versicherten? Natürlich nur das Finanzamt. Also wird es logischerweise auch diesen Teil der Krankenkassenbeiträge eintreiben müssen. Herbert hätte dann weiter darauf hingewiesen, dass das Einkommensteuergesetz sieben Einkunftsarten kennt. Warum werden dann nur die Einkünfte aus Zinsen und Dividenden herangezogen und nicht auch z. B. die Einkünfte aus Vermietung und

Verpachtung oder aus Forst- und Landwirtschaft? Herbert wäre dann sicher auf die Beitragsbemessungsgrenze von derzeit 66.150 € eingegangen. Hat der Wirtschaftsminister darüber nachgedacht, ob diese weiter gelten soll? Wenn ja, dann wird das Heranziehen weiterer Einkommensarten neben dem Einkommen aus unselbstständiger Arbeit wohl kaum die Einnahmen der GKV wesentlich erhöhen. Kapitaleinkommen haben vor allem Menschen, die ein Arbeits-Einkommen haben, das über der Beitragsbemessungsgrenze liegt. Bei ihnen spielen dann aber die Kapitaleinkünfte als Finanzierungsquelle für die GKV kaum eine Rolle. Zudem will Habeck die Kleinsparer von der Regel, dass auch die Kapitaleinkünfte für die GKV-Finanzierung herangezogen werden, ausnehmen. Dieses kleine aktuelle Beispiel zeigt, dass uns Herbert nicht nur als Freund, sondern auch mit seiner konsequenten ordnungspolitischen Analyse als Gesundheitsökonom und Krankenversicherungsexperte fehlen wird.

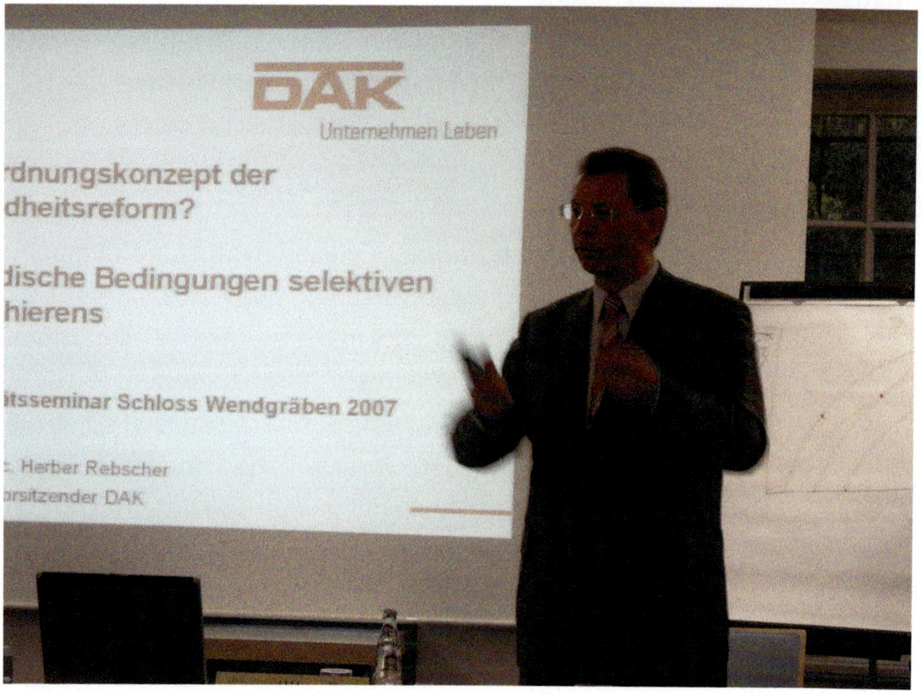

2001 – Vortrag am Institut für Versicherungsbetriebslehre der Leibniz Universität Hannover

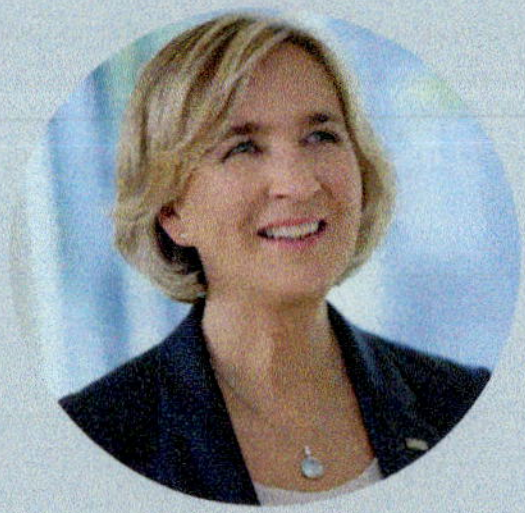

Ein außergewöhnlicher Wegbegleiter

Barbara Schulte

Geschäftsführerin Klinikum Region Hannover GmbH

Herbert Rebscher war für mich nicht nur ein inspirierender Kollege, sondern auch ein bedeutender Mentor, der meinen beruflichen Werdegang nachhaltig prägte. Unsere erste Begegnung liegt über 20 Jahre zurück, als er mich, damals Vorstandsmitglied des Universitätsklinikums Schleswig-Holstein, in den neu gegründeten wissenschaftlichen Beirat der DAK einlud. Diese Einladung war eine große Ehre, da ich aus der Praxis stamme und keine klassische wissenschaftliche Laufbahn eingeschlagen habe. Herbert war jedoch stets überzeugt, dass meine Sichtweise als Praktikerin aus dem Klinikmanagement eine wertvolle Ergänzung darstellt. Bis heute bin ich diesem Gremium verbunden.

Die Sitzungen des Beirats waren für mich stets ein berufliches Highlight. Herbert leitete sie mit einer beeindruckenden Mischung aus Weitsicht und Leidenschaft. Besonders in Erinnerung bleiben mir unsere intensiven Diskussionen, in denen wir oft unterschiedliche Perspektiven vertraten – er aus der Sicht der Krankenkassen, ich aus der der Kliniken. Es war nie leicht, ihn von einer anderen Position zu überzeugen. Doch gerade diese Herausforderung machte den Austausch besonders wertvoll. Herbert verlangte fundierte Argumente, was den Dialog stets anspruchsvoll und konstruktiv gestaltete.

Auch außerhalb der Beiratssitzungen war er ein verlässlicher Weggefährte. Vor rund 15 Jahren lud er mich ein, Mitglied der Deutsch-Schweizerischen Gesellschaft für Gesundheitspolitik zu werden, die er über viele Jahre entscheidend prägte. Unsere jährlichen Treffen in Deutschland oder der Schweiz boten nicht nur fachlichen Austausch, sondern auch Raum für persönliche Begegnungen. Besonders bleibt mir sein Vorschlag in Erinnerung, eines der letzten Treffen in Lübeck abzuhalten – einer Stadt, zu der ich eine besondere Verbindung habe. Leider konnte er dies nicht mehr erleben.

Herbert war ein Mensch mit positiver Ausstrahlung, herzlichem Lachen und einer verbindlichen Art, die jeden Raum erfüllte. Er war offen für neue Themen, gleichzeitig aber fest in seinen Überzeugungen. Ihn von einem anderen Standpunkt zu überzeugen, erforderte Durchhaltevermögen – eine Herausforderung, die ich rückblickend als Bereicherung sehe. Seine Loyalität, sein Charme und seine Herzlichkeit machten ihn zu einem einzigartigen Wegbegleiter, dessen plötzlicher Tod eine große Lücke hinterlässt.

Herbert wird mir als kluger Kopf, inspirierender Diskussionspartner und warmherziger Mensch unvergessen bleiben.

« Herbert war ein Mensch mit positiver Ausstrahlung, herzlichem Lachen und einer verbindlichen Art, die jeden Raum erfüllte. »

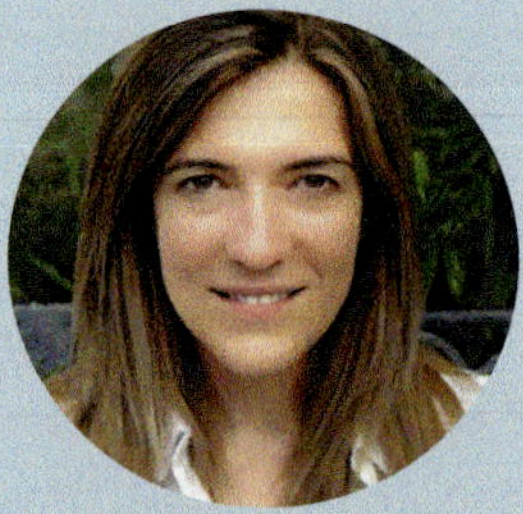

Herbert Rebscher – Vordenker, Mentor und Freund

Prof. Dr. Jasmina Stoebel

Professorin für Gesundheitsökonomie mit Schwerpunkt Digitalisierung und Organisationsentwicklung

Prof. Dr. Herbert Rebscher war nicht nur ein herausragender Gesundheitsökonom, sondern auch ein außergewöhnlicher Mensch, dessen Wirken und Persönlichkeit unzählige Menschen nachhaltig prägten. Als ich ihn 2015 kennenlernte, hatte er bereits als Kassenchef der DAK die Gesundheitsversorgung maßgeblich mitgestaltet. Trotz seiner hohen Position blieb er stets bodenständig und zugänglich. Besonders beeindruckte mich, wie er seine Expertise nicht nur in der Fachwelt einbrachte, sondern als Mensch immer das Wohl der Menschen in den Mittelpunkt stellte.

Sein Engagement für eine patientenzentrierte, solidarische Gesundheitsversorgung war für ihn nicht nur Theorie – Herbert lebte diese Werte. Dabei scheute er sich nie, seine Meinung klar zu äußern, auch wenn dies nicht immer auf Zustimmung stieß. Seine Überzeugungskraft, gepaart mit einer unerschütterlichen Leidenschaft und einem tiefen Glauben an die Bedeutung von Gesundheits- und Sozialpolitik, machten ihn zu einem der prägendsten Vordenker seiner Generation.

Ein besonders herausragender Moment war für mich seine Einladung, einen wissenschaftlichen Beitrag für das Treffen der Deutsch-Schweizerischen Gesellschaft für Gesundheitspolitik zu leisten – ein Erlebnis, das mir immer in bester Erinnerung bleiben wird. Für Herbert war dieses Treffen weit mehr als nur ein beruflicher Austausch. Es war ein jährliches Zusammenkommen von Freunden und Weggefährten, das nicht nur fachliche Diskussionen, sondern auch eine persönliche und verbindende Atmosphäre schuf. Dies zeigte sich nicht nur in den Gesprächen, sondern auch in seiner Leidenschaft, die Ergebnisse in Buchform zu veröffentlichen – eine Aufgabe, die er mit Hingabe verfolgte, oft sogar in seiner Sommerpause. Zehn Bände der Deutsch-Schweizerischen Gesellschaft für Gesundheitspolitik sind so entstanden.

Er war ein Meister des Netzwerkens und verstand es wie kaum ein anderer, Menschen zu verbinden und langfristige Beziehungen zu pflegen. Trotz seines vollen Terminkalenders hatte er immer Zeit für Weiterbildung und persönliche Gespräche. Regelmäßig vertiefte er sich in Fachliteratur, teilte sein Wissen und tat dies mit einem Humor, der seine große Lebensfreude unterstrich. Die Studierenden an der Universität Bayreuth hingen stets an seinen Lippen.

Herberts Humor war legendär und oft ein Mittel, um komplexe Themen verständlich zu machen. Eine seiner Anekdoten betraf seine jährlichen Weinkäufe – er bestellte regelmäßig große Mengen bei seinem Lieblingswinzer, nicht nur für sich, sondern auch für Freunde. Die Höhe dieser Einkäufe war so auffällig, dass jemand, der nur die Kreditkartenabrechnung gesehen hätte, zu dem Schluss kommen könnte, er sei ein leidenschaftlich übertriebener Weinliebhaber. Diese Geschichte erzählte er stets mit einem Augenzwinkern und nutzte sie humorvoll als Mahnung zur richtigen Interpretation von Big Data – ein wunderbares Beispiel für seine Fähigkeit, mit Witz und Weitsicht auf die Herausforderungen der Zeit zu reagieren.

Wie in seiner Arbeit zeigte sich Herbert auch im privaten Bereich als großzügiger, humorvoller und fürsorglicher Mensch. Besonders stolz war er auf seine Kinder, Tom und Nina, sowie seine Enkel, Vincent und Justus, die ihm sehr am Herzen lagen. Mit seiner Frau Gabi hatte er sich ein Refugium auf dem Land geschaffen, das ihm sowohl Ruhe als auch Inspiration bot. Auch nach seiner Pensionierung zog er sich nicht zurück, sondern setzte sein Engagement fort. In der „Villa Wutz" gründete er 2017 das Institut für Gesundheitsökonomie und Versorgungsforschung.

Herbert war auch ein leidenschaftlicher Segler und Skifahrer. Als junger Skilehrer vermittelte er die Freude am Skifahren mit so viel Begeisterung, dass er irgendwann von seinem Chef gebremst werden musste – schließlich sollte das Lernen der Skischüler über Jahre hinweg geschehen. Später gab er diese Freude an seine Enkel weiter – unvergessliche Opa-Enkel-Momente, die ebenso von Humor und Lebensfreude geprägt waren wie seine gesamte Persönlichkeit.

Auch die Sauna war für ihn ein Ort der Entspannung und der kreativen Projekte. Dort trocknete er Walnüsse oder bereitete eine Weihnachtsgans zu – kleine, aber typisch Herbert-gestaltete Projekte, die seinen vielseitigen und lebensfrohen Charakter widerspiegelten.

Für mich persönlich war Herbert nicht nur ein hochgeschätzter Mentor, sondern auch eine stetige Quelle der Inspiration. Er förderte meine berufliche Entwicklung und lud mich ein, gemeinsam mit ihm die Lehrveranstaltung zur Gesundheitsökonomie an der Universität Bayreuth zu gestalten. Diese Zusammenarbeit über mehrere Semester hinweg vertiefte meine Leidenschaft für das Fachgebiet und prägte meine berufliche Laufbahn nachhaltig.

Herbert wird mir immer als unermüdlicher Vordenker, wertvoller Mentor und treuer Freund in Erinnerung bleiben – ein Mensch, dessen Weisheit,

Menschlichkeit und Lebensfreude nicht nur das Gesundheitswesen, sondern auch das Leben vieler von uns bereichert haben.

Danke, Herbert, für alles, was Du mir und vielen anderen gegeben hast. Deine Weitsicht, Dein Engagement und vor allem Deine Menschlichkeit werden uns immer begleiten. Du wirst in unseren Herzen weiterleben.

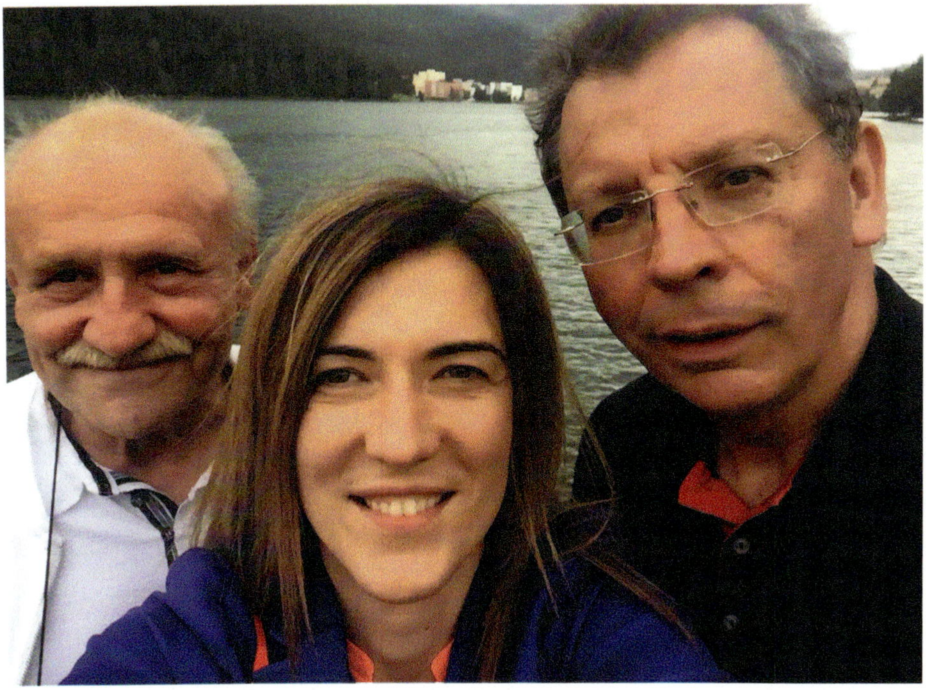

Treffen DSGG am 8. Juli 2016 in der Schweiz, Rolf Stuppardt, Jasmina Stoebel und Herbert Rebscher

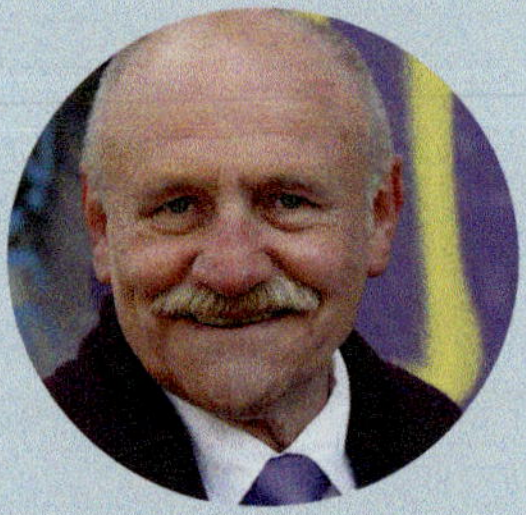

Auch Konkurrenten können Freunde sein

Rolf Stuppardt

Inhaber des Beratungsunternehmens StuppardtPartner, Herausgeber und Chefredakteur der Zeitschrift WELT DER GESUNDHEITSVERSORGUNG

Nichts hat mich in den letzten 10 Jahren seit dem Ableben meiner Frau persönlich tiefer berührt wie der plötzliche Tod von Herbert Rebscher. Herbert – knapp 6 Jahre jünger als ich, so ein vitaler Mensch – das konnte doch nicht sein, dachte ich und vieles ging mir durch den Kopf. So z. B., dass er mir wiederholt und wenige Tage noch vor seinem physischen Zusammenbruch sagte, ich mache das anders als Du, ich ziehe mich mit 70 aus der Branche zurück. Und was er sagte, daran hielt sich Herbert immer. Und so bereitete er das auch vor. Vorwärtsgerichtet, wie es seine Art war.

Es war ihm nicht vergönnt und mir ist wieder sehr klar geworden, dass wir alle nicht wissen können, wann unsere Stunde des Abschieds gekommen ist.

Unser Beziehungsausgang: Der Beruf und die Berufung

Herbert Rebscher bin ich im Rahmen unserer beruflichen Entwicklungen Ende der 80er Jahre zuerst in Essen in seiner Funktion als stellvertretender Geschäftsführer des Medizinischen Dienstes begegnet. Ich war Abteilungsleiter beim BKK Bundesverband. Die weiteren Entwicklungen verliefen dann parallel. 1992 wurde ich zum Geschäftsführer des IKK Bundesverbandes gewählt, er zum stv. Geschäftsführer des VdAK. 1996 übernahmen wir beide den jeweiligen Vorstandsvorsitz.

Der erste hier erwähnenswerte inhaltliche Diskurs zwischen uns ergab sich im Zusammenhang seiner konzeptionellen Ideen einer solidarischen Wettbewerbsordnung. Ich sah das zunächst kritisch. Ein Wettbewerb kann per se nicht solidarisch sein, postulierte ich. Hier trafen zwei Denkschulen aufeinander: Er, der Wirtschafts- und Organisationswissenschaftler der Universität der Bundeswehr und ich, der Betriebswirtschaftler, Sozialwissenschaftler und Sozialökonom, letztlich geprägt von Theo Thiemeyer und der Wohlfahrtsökonomie von Gerhard Weisser.

Doch wir fanden in diesem Diskurs zueinander. Unter bestimmten Rahmenbedingungen, nämlich des institutionellen wirtschaftlichen Gestaltens kann der Wettbewerb von Körperschaften des öffentlichen Rechts durchaus fruchtbar sein, wenn er Nachahmung erlaubt.

Herbert und ich begriffen uns als konstruktiv ergänzend, hielten die Verteilungsgerechtigkeit in der Welt für ein zentrales soziales Sprengstoffthema und freundeten uns an, trafen uns auch mit den Familien.

Unser privates Zusammenkommen

Er war wie ich mit Haut und Haaren ein Familienmensch. Berufsleben und Privatleben konnten wir nicht so recht trennen. Er schickte mir Fotos vom Skifahren mit seinen Kindern und Enkelkindern. Oder vom Wandern mit Gabi Rebscher und dem Hund. Legendär seine Aussage mit einem verschmitzten Lachen, „auch Konkurrenten können gute Freunde sein."

Herberts fachpolitische, intellektuelle und emotionale Kompetenz machten ihn zu einem Menschen, der gerne andere Menschen um sich hatte, der, wo er sich auch einfand, beliebt war. Das war aber kein „fishing for compliments", denn er war in seinen inhaltlichen Positionen und seiner Haltung stets gradlinig, sagte auch Freunden deutlich seine Meinung, doch nie respektlos oder herabwürdigend, eher umarmend.

Drei für mich unvergessliche Dinge

Drei Dinge sind es über den Beruf hinaus, mit denen ich Herbert, solange ich denken kann, verbinden werde:

Zum einen unsere wunderbaren jährlichen **Segeltouren** auf den Spuren der Phönizier in der türkisch-griechischen Ägäis mit den Familien und Freunden, woraus eine Freunde-Gruppe in WhatsApp erwachsen ist, die immer noch existiert. Ich war der Dichter und Fotograf an Bord und der Anchor-Man. „Rolf erfindet immer Worte, die gibt's gar nicht", pflegte er zuweilen zu sagen, wenn ich vom „Mittsommernachtswinken" sprach oder vom „gehenden Stehenbleiben", womit ich z. B. das Gesundheitswesen meinte. Er hatte nur eine ferne Ahnung von Lyrik und den Sprachschöpfungen der Poeten. Spiritualität, mit der ich mich insbesondere nach dem Tod meiner Frau beschäftigte, fasste er mit spitzen Fingern an. Da war er durch und durch Ökonom, ordnungspolitisch korrekt und klassischer Wissenschaftler. Auch die Bedeutung, die ich der Prävention nicht nur im Gesundheitswesen, sondern in allen Gesellschafts- und Wirtschaftsbereichen beimaß, waren nicht so sein Thema, er sah die Effizienz der Versorgungsprozesse als wichtiger an. Wir konnten beide damit leben, weil beides nicht falsch war. An Bord aber war er in seinem Element. Als Skipper galt – wohl mehr noch als in der DAK – sein klares Kommando. Nur in solchen Situationen konnte Herbert auch hektisch werden. Es galt nichts zu hinterfragen. Ich glich das stoisch aus. „Hey Anchor-Man, stell Dich nicht so dumm an, gib Kette", rief er zuweilen quer über Deck zu mir als er am Ruder war und wir den Platz für die Nacht anpeilten. Oder, wenn ich gerade in derartigen Manövern fotografierte: „Steh den Mädels nicht im Weg." Alles wohl liebevolle Anweisungen für die ans Herz gewachsenen Segelfreunde. Oft wurde darüber beim Landungsbier gefrotzelt und gelacht.

Auch der Sport verband uns, er, der ehemalige Handballer und aktive Skifahrer, ich, der ehemalige Fußballer und Leichtathlet für Sprint und Sprung. Er, der Fan der Frankfurter Adler, ich der BVB-Fan.

Und zum zweiten werde ich **Silvester 1999/Neujahr 2000** nicht vergessen, wo wir mit unseren Frauen „das Jahr des Körpers" ausriefen, weil im Zuge des Karrierewachstums auch unser Körperumfang zunahm. Tatsächlich haben wir es fortan geschafft, erhebliche Kilos abzunehmen, in dem wir den Glykämischen Index der Lebensmittel und ein zeitliches Intervall zum Maßstab unserer Essgewohnheiten machten. Anschließend trugen wir wieder die Konfektionsgrößen unserer Studentenzeit. Das hielt so etwa zwei Jahre.

Vergessen werde ich ihm **zum Dritten** auch niemals, wie er einem Wunsch meiner schwer krebskranken und todgeweihten Frau nachkam, bei ihrer Beerdigung eine Rede zu halten. Als ich Herbert damit konfrontierte, druckste er emotional herum. Er würde lieber 10 Pressekonferenzen machen, er wüsste nicht, ob er das bei einem so freundschaftlich verbundenen Menschen könne. Doch er machte es und kam extra von einer Pressekonferenz in Berlin auf unseren Dorffriedhof in Marialinden angereist mitsamt der Family. Es wurde eine sehr persönliche, ihn und uns herzerweichende Rede, in dem er die liebe Verstorbene direkt ansprach, noch einmal die Geschichte unserer Freundschaft erzählte, sie charakterisierte als „differenziert, offen, interessiert, engagiert und streitbar, ... mit Dir haben wir häufig Tränen des Glücks gelacht und ohne Dich sind es jetzt Tränen der Trauer und Tränen des Abschieds."

Konklusion

Nun sind sie beide im zeit- und raumlosen Grenzlosland, wie ich es mit der Freiheit des spiritistisch angehauchten Poeten bezeichne. Und das, was er ihr mit schwimmenden Augen und ungewöhnlich brüchiger Stimme in der Trauerhalle Marialindens zurief, das gilt auch für ihn: differenziert, offen, interessiert, engagiert, streitbar – und ich füge hinzu: menschenfreundlich! Eine Eigenschaft, die in besonderer Weise in unsere heutige Zeit passt.

Denn die derzeit wieder häufig benutzte Losung „Sei ein Mensch", musste man Herbert nicht sagen. Er war ein guter, verlässlicher Mensch mit Haltung und Kompass, wie es sich für einen ehemaligen Vorstandsvorsitzenden und Skipper gehört. Einer der an allen Ecken und Kanten fehlt.

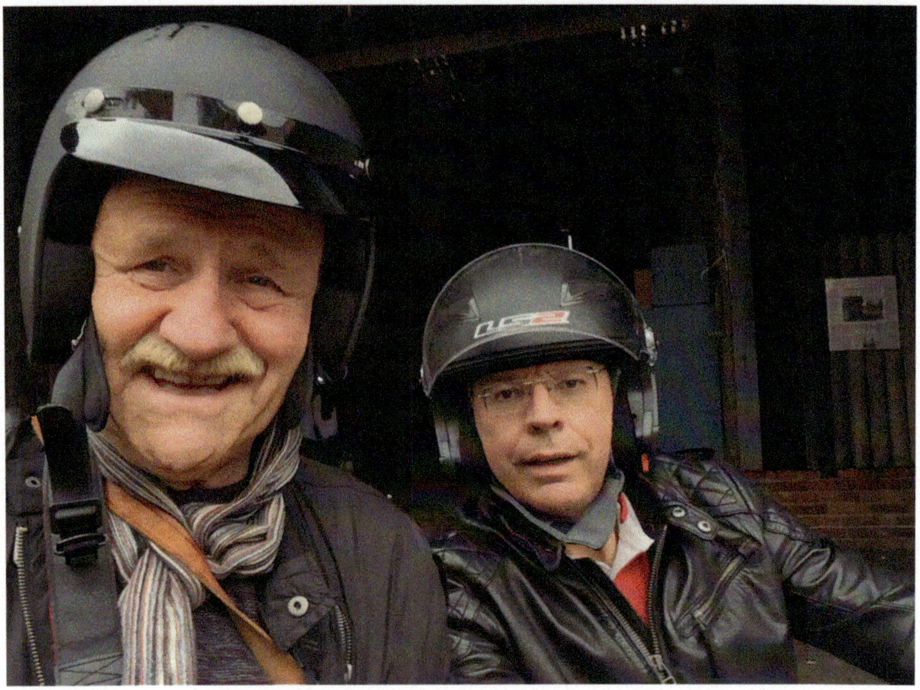

Herbert Rebscher und Rolf Stuppardt auf dem Motorrad

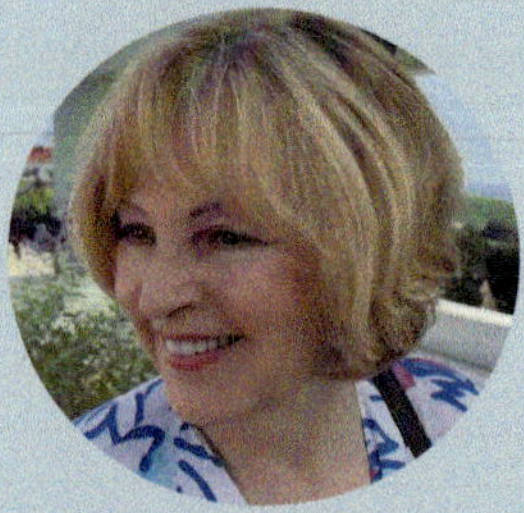

In freundschaftlicher Verbundenheit und Erinnerung

Marion von Wartenberg

DAK-Verwaltungsrätin, Mitglied des medizinisch-wissenschaftlichen Beirats der DAK-Gesundheit

Die Gedanken zu Herbert Rebscher sind geprägt als politische Weggefährtin, von der langjährigen Erfahrung als Verwaltungsrätin der DAK-Gesundheit und als Mitglied des wissenschaftlichen Beirats der DAK-Gesundheit.

Mein Berufsalltag als Klinikseelsorgerin der evangelischen Landeskirche Württemberg hat dazu geführt, dass ich mich ehrenamtlich mit Gesundheitsthemen befasst habe. Kontakte zur DAK-Gesundheit und damit zu Herbert waren bestimmt durch mein Engagement als ehemalige Vorsitzende des Landesfrauenrats Baden-Württemberg und als Bildungspolitikerin (Bildungsstaatssekretärin in Baden-Württemberg). Mit der Initiative „Bunt statt blau" war ich als Bildungsstaatssekretärin vielmals an beruflichen Schulen unterwegs. Ich kann sagen, dass diese Kampagne Jugendliche „abholt", weil sie Jugendliche ermutigt, ihre eigenen Haltungen und Ideen einzubringen und kreativ umzusetzen. Es ist nicht der „moralische Zeigefinger", der bremst, sondern das Auseinandersetzen mit Wissen, Erfahrungen und den daraus resultierenden Erkenntnisgewinnen, die diesen unter dem DAK-Gesundheit Vorstandsvorsitzenden Herbert Rebscher initiierten Wettbewerb – nach wie vor – auszeichnen.

Als Versorgungsforscher war für Herbert Rebscher wichtig, dass geschlechtsspezifische Aspekte bei Prävention, Diagnose und Therapie nicht nur berücksichtigt werden, sondern handlungsleitend sind.

Die DAK unterstützte in den Jahren 2000 auf Landesebene unsere Landesfrauenratsinitiative „Qualitätsoffensive Brustkrebs" und damit unsere Zielsetzung, durch qualitätsgesichertes Mammografiescreening und Leitlinien gestützte Behandlung die hohen Mortalitätsraten betroffener Frauen in Deutschland zu reduzieren. Ein Blick über unsere Landesgrenzen zeigte auf, dass andere Länder mit effektiveren, qualitätsgesicherten Ansätzen sowohl in der Vorsorge wie auch in der Behandlung bessere Ergebnisse erzielten. Daraus leiteten wir unsere Forderungen ab. Wir konnten mit der Unterstützung von 2,5 Millionen organisierten Frauen in Baden -Württemberg – trotz heftigster Widerstände betroffener Facharztgruppen – erreichen, dass wir heute über ein qualitativ deutlich besseres Angebot verfügen.

Versorgungsforschung und damit auch den differenzierten Blick auf Betroffene haben Herbert Rebscher ausgezeichnet. Er hat bereits im Jahr 2006 mit dem DAK-Gesundheitsreport zur Frauengesundheit aufgezeigt, dass Gesundheit und Gesundheitsdaten oftmals durch den „Männerblick" interpretiert werden. Mit dem im Jahr 2016 erschienenen Gesundheitsreport der DAK-Gesundheit wurde aufgezeigt, warum Männer und Frauen anders krank sind, was Frauengesundheit beeinflusst und warum geschlechterspezifische Gesundheitsforschung notwendig ist. Aus frauenpolitischer Sicht weiterhin ein zentrales Anliegen, das meiner Ansicht nach noch viel stärker in Studium, Forschung und Lehre verankert gehört.

Herbert Rebscher war langjähriges Mitglied des wissenschaftlichen Beirats des Krebsinformationsdienstes. Sein profundes Wissen aus der Versorgungsforschung war in vielen Diskussionsrunden zielführend. Für mich war jedoch seine ethische Haltung mindestens so bedeutsam. Die Entwicklungen – insbesondere in der Versorgung krebskranker Menschen – sind rasant. Als langjährige Vizevorsitzende des Krebsverbandes Baden-Württemberg sind mir die Hoffnungen, die Betroffene damit verbinden, sehr bewusst. Die Entwicklung neuer vielversprechender Therapien und Medikamente für bislang nicht erfolgreich behandelbare Tumorerkrankungen sind für viele Patienten ein „greifbarer" Strohhalm. Als Versorgungsforscher hat Herbert Rebscher sich dezidiert für eine klare Analyse der faktenbasierten Anwendung eingesetzt und ethische Dimensionen immer im Blick gehabt.

In den vielen Jahren der punktuellen, gemeinsamen, freundschaftlich geprägten Zusammenarbeit habe ich Herbert als offenen, zugewandten, optimistischen und humorvollen Gesprächspartner erlebt.

Beim Schreiben dieser Zeilen ist er mir als Gegenüber sehr präsent. Sein plötzlicher Tod ist schmerzlich und bleibt auch immer noch unfassbar.

« In den vielen Jahren der punktuellen, gemeinsamen, freundschaftlich geprägten Zusammenarbeit habe ich Herbert als offenen, zugewandten, optimistischen und humorvollen Gesprächspartner erlebt. »

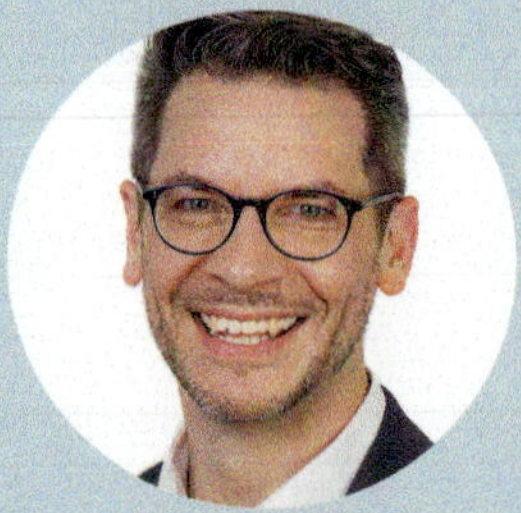

Die beeindruckenden Zusammentreffen mit Herbert Rebscher

Roman G. Weber

Vorsitzender des Verwaltungsrates der DAK-Gesundheit

Es war ein sonniger Tag in Hamburg im Jahr 2007, als ich als noch junges stellv. Verwaltungsratsmitglied das erste Mal auf Herbert Rebscher im Rahmen einer Vorbesprechung des Verwaltungsrates traf. Schon beim ersten Händedruck spürte ich die Energie und Leidenschaft, die ihn auszeichneten. Herbert Rebscher war nicht nur eine beeindruckende Persönlichkeit, sondern auch ein Mensch, der durch seinen Umgang mit der Selbstverwaltung mir viele wertvolle Impulse für die Zukunft gegeben hat. Das galt für mich, aber eben nicht nur: wie mir danach in vielen Gesprächen, in denen Herbert Rebscher eine Rolle spielte, immer wieder offenbar wurde. So wurde mir durch sein überzeugendes Auftreten bewusst, wie wichtig und bewahrenswert ein selbstverwaltetes Gesundheitssystem in Abgrenzung zu einer staatlichen – oder als Gegenteil dazu – einer rein privatrechtlich organisierten Gesundheitsversorgung ist.

Unser erstes Zusammentreffen fand also im Rahmen einer Sitzung des Verwaltungsrates in Hamburg statt, bei der er als Vorsitzender des Vorstandes der damals noch Deutschen Angestellten Krankenkasse (DAK) von 2005 bis 2016 tätig war. Seine Reden über den Stand der Kasse im Gesundheitswesen, vor allem auch die gesundheitspolitischen Schlussfolgerungen waren inspirierend instruktiv und voller Einsichten, die weit über das Fachliche hinausgingen. Er sprach mit einer Klarheit, Verbindlichkeit und Überzeugung, die jeden im Raum in seinen Bann zog. Besonders hervorzuheben war seine Fähigkeit, komplexe Themen so anzusprechen und herunterzubrechen, dass sie auch für die Mitglieder unserer sozialen Selbstverwaltung, die die Mannigfaltigkeit unserer Gesellschaft abbilden, nachvollziehbar und verständlich werden konnten. Als prägnantes Beispiel mögen hier der Gesundheitsfond und der morbiditätsorientierte Risikostrukturausgleich (Morbi-RSA) dienen. Eine Materie, die sich Versicherten und selbst den Selbstverwaltenden einer Krankenkasse nicht von vornherein erschließt. Zum Verständnis bedarf es einer sehr vertiefenden Befassung mit den Inhalten und Regelungen sowie sich daraus ableitender Phänomene. Herbert Rebscher hatte die Gabe, die Selbstverwaltenden zu ermutigen, sich die erforderliche Sachkompetenz zu verschaffen.

In persönlichen Gesprächen mit Selbstverwaltenden zeigte sich Herbert Rebscher als äußerst zugänglich und interessiert. Er nahm sich die Zeit, auf unsere Fragen prägnant einzugehen und teilte großzügig seine Erfahrungen und Erkenntnisse. Dabei wurde deutlich, dass seine beeindruckende Karriere nicht nur auf fachlicher Kompetenz und wissenschaftlicher Expertise, sondern vor allem auch auf menschlicher Größe und einem starken Durchsetzungswillen basierte.

Nicht zuletzt aus seinem Umgang mit der Selbstverwaltung und seinem Verständnis für diese Institution habe ich durch Herbert Rebscher gelernt, wie wichtig in Entscheidungsprozessen der Kasse die vertiefte Sachkenntnis der Protagonisten und Akteure ist. Sicherlich könnte zuweilen ein außenstehender Beobachter insoweit der (Fehl-)Einschätzung aufgesessen sein, dass damals eine häufig notwendige Einbindung des Verwaltungsrates in Veränderungsprozesse für einen Macher wie ihn zuweilen eher hinderlich wirkte. Doch sind Entscheidungswege eines Verwaltungsrates eben gerade nicht immer von Spontanität gekennzeichnet und bedürfen in Teilen durchaus längerer Zeiträume der Überzeugung und Willensbildung, als man es sich als erfolgreicher Kassenmanager zur Verwirklichung von Nahzielen wünschen mag. Gleichwohl betonte Herbert Rebscher stets die Bedeutung von Transparenz, Partizipation und Verantwortungsbewusstsein aller Beteiligten. Diese Prinzipien hat er nicht nur verbal eingefordert, sondern im Rückblick meiner Verwaltungsräte immer wieder vorgelebt. Sein Engagement für eine gerechte und effiziente Selbstverwaltung und sein Einsatz für deren Akzeptanz und Notwendigkeit hat viele – und so auch mich – nachhaltig inspiriert und mir Maxime für die Ausführung der Aufgaben als Verwaltungsratsvorsitzender vermittelt.

Ein besonders prägendes Erlebnis war eine Diskussion über die Herausforderungen und Chancen der Selbstverwaltung in der modernen Gesellschaft. Herbert Rebscher argumentierte leidenschaftlich für die Notwendigkeit, die Selbstverwaltung ständig weiterzuentwickeln und an die sich verändernden Rahmenbedingungen anzupassen, und zwar im Sinne einer evolutionären Weiterentwicklung. Als Beispiel sei hier pars pro toto genannt die gematik (inzwischen die *Gesellschaft für Telematikanwendungen der Gesundheitskarte mbH*): Es ging ihm zu keiner Zeit darum, das selbstverwaltete Sozialversicherungswesen, bzw. auch die Gemeinsame Selbstverwaltung von Ärzteschaft und Krankenkassen insgesamt in Frage zu stellen. Doch Anpassungen waren und sind erforderlich gewesen.

Herbert Rebschers Vision einer dynamischen, zukunftsorientierten und durch Urwahl bestätigten Selbstverwaltung als die Institution, die für ordnungspolitische und sozialstaatliche Klarheit sorgen könne, hat mich tief beeindruckt und durchaus auch motiviert, mich selbst stark in der DAK-Gesundheit – inzwischen als Vorsitzender des Verwaltungsrates und stellv. Vorsitzender eines Widerspruchsausschusses sowie mittlerweile auch auf Verbandsebene als stellv. Vorsitzender des Verbandes der Ersatzkassen (vdek e.V.) – zu engagieren.

Herbert Rebscher ist ein besonderes Beispiel für viele, die in der Selbstverwaltung tätig sind. Seine Integrität, sein Wissen und seine Fähigkeit, Menschen zu inspirieren, machten ihn zu einer herausragenden Persönlichkeit im deutschen Gesundheitswesen. Ich bin dankbar für die Gelegenheit, ihn kennengelernt und von ihm gelernt zu haben.

> « Herbert Rebscher war nicht nur eine beeindruckende Persönlichkeit, sondern auch ein Mensch, der durch seinen Umgang mit der Selbstverwaltung mir viele wertvolle Impulse für die Zukunft gegeben hat. »

Für mich war Herbert Rebscher der richtige Vorstandsvorsitzende zur richtigen Zeit. Er musste als Vorsitzender des Vorstandes der DAK wichtige und schwierige Entscheidungen in problematischen Zeiten für die DAK-Gesundheit treffen. Und das hat er getan, gegen viele Widerstände auch im eigenen Haus. Seine vom Verwaltungsrat eingeforderte Aufgabe war es, die DAK-Gesundheit vom Verwalter zum Gestalter zu wandeln. Dafür hat ihn der damalige Verwaltungsrat zur DAK-Gesundheit gelotst und Herbert Rebscher hat die in ihn gesetzten Hoffnungen offenbar erfüllt. So transformierte er gemeinsam mit seinem Stellvertreter, Claus Moldenhauer unsere Deutsche Angestellten Krankenkasse: DAK am Ende in die DAK-Gesundheit: eine grundlegende Umstrukturierung, die die Position der Versicherung in krisenhaften Zeiten verbessert und unsere 1773 gegründete Krankenkasse für die Zukunft vorbereitet hat. Vor allem war ihm dabei wichtig, die DAK-Gesundheit von generalisierten

Arbeitsplätzen hin zu einem Spezialistentum zu entwickeln. Zudem hat er dafür gesorgt, dass die seinerzeitige DAK auch in der Informationstechnologie mit modernsten Strukturen ausgestattet wurde. Noch heute kann man Grundentscheidungen von Herbert Rebscher in der DAK-Gesundheit verspüren: Noch heute profitiert die Kasse von den Veränderungen, die Herbert Rebscher eingeleitet hat. Nicht zuletzt dafür bin ich ihm sehr dankbar als von den Versicherten gewählter Vertreter, der heute selbst eine hohe Verantwortung für die DAK-Gesundheit übernommen hat. Wir Selbstverwalter und die von uns vertretenen Versicherten unserer Kranken- und Pflegekasse sind ihm insoweit dankbar.

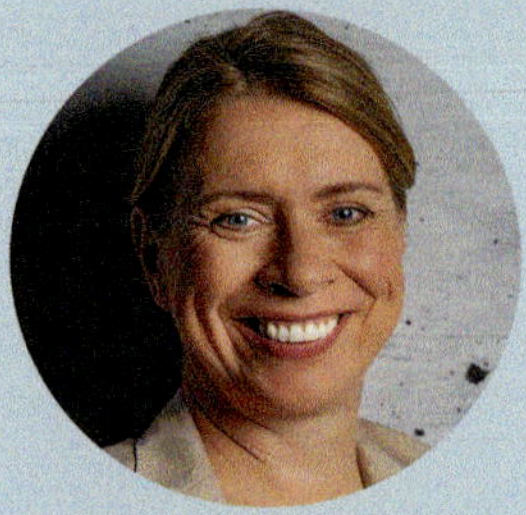

Herrn Professor Dr. Rebscher – ein Experte

Dr. Ute Wiedemann

Mitglied des Vorstandes der DAK-Gesundheit

In dankbarer Erinnerung an Herrn Professor Dr. Rebscher möchte ich einen besonderen Nachmittag in meinem Gedächtnis festhalten, der für mich nicht nur eine persönliche Bereicherung darstellte, sondern auch eine wertvolle Lektion über die Bedeutung von Engagement und den Mut zur Veränderung.

Es war ein sonniger Nachmittag, als Herr Professor Dr. Rebscher, gut gelaunt und mit einer bemerkenswerten Ausstrahlung, mein Büro betrat. In den ersten Wochen meiner neuen Position als Mitglied des Vorstandes der DAK-Gesundheit war ich noch dabei, mich in die komplexen Strukturen und Herausforderungen einzuarbeiten, die mit dieser Verantwortung einhergehen. Sein Erscheinen war für mich eine willkommene Abwechslung und ein Zeichen für die offene und kollegiale Kultur, die unsere Organisation prägt.

Herr Professor Dr. Rebscher war nicht nur ein herausragender Experte auf seinem Gebiet, sondern auch ein Mensch, der mit unermüdlicher Neugierde und einem tiefen Verständnis für die Herausforderungen der Gesundheitsversorgung aufwartete. Während unseres Gesprächs erzählte er mir von seinen vielfältigen Erfahrungen in der Krankenkasse und den verschiedenen Aufsichtsratsgremien, in denen er tätig war. Seine Anekdoten waren nicht nur informativ, sondern auch inspirierend. Sie spiegelten seine Leidenschaft für die Sache wider und zeigten, wie wichtig es ist, sich aktiv in die Gestaltung des Gesundheitssystems einzubringen.

Besonders eindrucksvoll war seine Botschaft über die Notwendigkeit, Ämter auch abgeben zu können. Herr Professor Dr. Rebscher betonte, dass es in einer verantwortungsvollen Position nicht nur darum gehe, Einfluss zu nehmen, sondern auch darum, anderen die Möglichkeit zu geben, zu wachsen und sich zu entwickeln. Dies ist eine Erkenntnis, die in der heutigen Zeit von besonderer Relevanz ist, wo oft der Eindruck entsteht, dass Macht und Einfluss die obersten Ziele sind. Seine Überzeugung, dass ein Rückzug aus bestimmten Ämtern nicht nur eine persönliche Entscheidung, sondern auch eine Form der Verantwortung gegenüber der Gemeinschaft ist, hat mich tief bewegt.

Mit seinem bevorstehenden 70. Geburtstag sprach er von der Absicht, kürzer zu treten, um mehr Zeit für seine Familie zu haben. Diese Entscheidung zeugt von einer bemerkenswerten Lebensweisheit: Die Balance zwischen beruflichem Engagement und familiären Verpflichtungen ist von zentraler Bedeutung. Herr Professor Dr. Rebscher erinnerte mich daran, dass es im Leben nicht nur um beruflichen Erfolg geht, sondern auch um die Beziehungen zu den Menschen, die uns am nächsten stehen. Diese Einsicht ist besonders wichtig in der hektischen Welt des Gesundheitswesens, wo oft der Mensch hinter den Zahlen und Statistiken in den Hintergrund gerät.

Die Begegnung mit Herrn Professor Dr. Rebscher war für mich nicht nur lehrreich, sondern auch ein Anstoß, über meine eigene Rolle und Verantwortung nachzudenken. Es ist leicht, in den täglichen Herausforderungen des Vorstandslebens zu versinken und dabei die langfristigen Perspektiven aus den Augen zu verlieren. Sein Beispiel hat mich ermutigt, stets den Austausch mit erfahrenen Kollegen zu suchen und die Weisheit derjenigen, die vor uns waren, zu schätzen.

Leider mussten wir kurz vor seinem 70. Geburtstag von ihm Abschied nehmen. Sein Tod ist ein schwerer Verlust für unsere Gemeinschaft. Sein Erbe, geprägt von Einsatz und Visionen, wird jedoch in der Erinnerung derjenigen weiterleben, die mit ihm zusammengearbeitet haben.

In einer Zeit, in der die Gesundheitsversorgung vor enormen Herausforderungen steht, ist es umso wichtiger, dass wir uns an den Erfahrungen und Werten von Personen wie Herrn Professor Dr. Rebscher orientieren. Sein Engagement, sein Wissen und sein offenes Ohr für die Belange der Kollegen werden in Erinnerung bleiben.

Abschließend möchte ich sagen, dass ich dankbar bin, die Gelegenheit gehabt zu haben, Professor Dr. Rebscher kennenzulernen. Er hat einen bleibenden Eindruck hinterlassen. Möge sein Erbe in der Welt der gesetzlichen Krankenkassen weiterhin wirken und uns alle dazu inspirieren, mit Empathie und Weitblick zu handeln.

« Herr Rebscher war nicht nur ein Experte auf seinem Gebiet, sondern auch ein Mensch, der mit unermüdlicher Neugierde und einem tiefen Verständnis für die Herausforderungen der Gesundheitsversorgung aufwartete. »

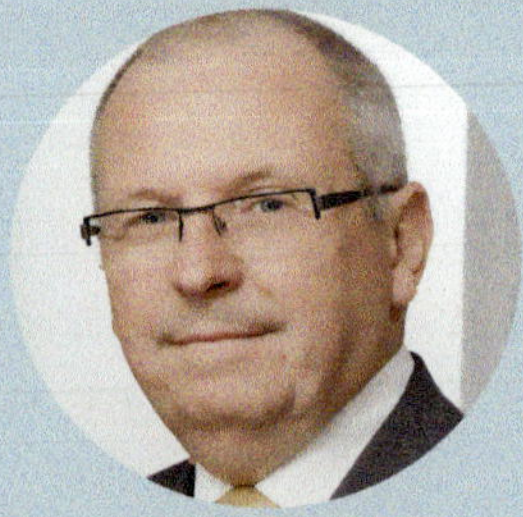

Eine wertvolle Zusammenarbeit

Horst Zöller

Ehemaliger stellvertretender Vorsitzender des Verwaltungsrates der DAK-Gesundheit

Einen Beitrag über Herbert Rebscher zu schreiben, kommt nicht an Eintracht Frankfurt vorbei, denn er war ein ganz großer Fan dieses Vereins, wobei seine Herkunft aus dem Odenwald im Südhessischen hieran sicherlich nicht ganz unschuldig war. Sichtbar nach jedem Spiel, wenn er die Eintracht-Fahne hisste. Mein Herz wiederum schlug für Bayer Leverkusen. Deshalb hatten wir aus dieser Konkurrenz an Fußballwochenenden immer Kontakt über WhatsApp und stichelten leidenschaftlich hinsichtlich der Erfolge bzw. Misserfolge der jeweils anderen Mannschaft. Dieser Kontakt über WhatsApp bestand bis zu seinem Tod.

Dies war eine Seite, die ich bei Herbert Rebscher bald kennengelernt hatte, nachdem wir uns 2011 im Zuge der Fusion mit der DAK-Gesundheit erstmals über den Weg liefen. Er war sehr humorvoll, aber ich glaube, das war eine Charaktereigenschaft, die er in seinem beruflichen Leben nicht immer zeigen konnte. Er konnte hart, zielgerichtet und immer ergebnisorientiert diskutieren und handeln – eine Eigenschaft, die ich immer besonders an ihm geschätzt habe.

Vor allem bei den Aufgaben, die er zu erfüllen hatte und weswegen man ihn im Jahre 2003 zur DAK holte. Herbert Rebscher sollte die DAK auf einen neuen Weg in ihrer so langen Geschichte bringen und sie damit fit für die Zukunft machen. Und er brachte hierfür die Visionen mit, wie dies gelingen könnte. Weg vom dem universellen Mitarbeiter, der für alles zuständig ist und dafür alles können muss, hin zu einer Organisation, die zunehmend mehr auf Zentralisierung der Aufgaben ausgerichtet ist und folgerichtig auch auf eine Spezialisierung der Mitarbeiterinnen und Mitarbeiter. Dieses Wissen, dass sich eine Krankenkasse in eine solche Richtung entwickeln muss, um zukunftsfähig zu bleiben, rührt aus einem noch tieferen Wissen um das Gesundheitswesen und seine Ökonomisierung.

Das war ohnehin seine Passion und seine Berufung: die Wissenschaft um die Versorgungsforschung und die Gesundheitsökonomie. Hier hatte er seinen Fundus und hieraus leitete er die Notwendigkeiten ab. Eben auch, wie eine Krankenkasse funktionieren muss, um in diesem immer härter umkämpften Markt erfolgreich sein zu können. An diese große Aufgabe war Herbert Rebscher gemeinsam mit seinem damals ebenfalls neu berufenen Vorstandskollegen, Claus Moldenhauer, mit großem Elan herangegangen und sie begannen, die DAK im wahrsten Sinne des Wortes umzubauen. Dabei blieben nahezu keine der bis dahin bestehenden Strukturen erhalten und rückblickend lässt sich einfach folgendes feststellen: Herbert Rebscher hatte es geschafft. Aus seiner Vision ist Wirklichkeit geworden. Die DAK-Gesundheit war zum Zeitpunkt seines Ausscheidens als Vorstandsvorsitzender ein vollkommen anderes Unternehmen als die seinerzeitige DAK.

Und dann kamen durch die Fusion ja auch noch die Arbeitgebervertreter in den Verwaltungsrat und die hatten vor allem ein Interesse, die betriebliche Gesundheitsförderung, das betriebliche Gesundheitsmanagement in den Unternehmen zu unterstützen und zu fördern. Hier hatten wir –

Herr Rebscher und ich – viele belebende und wichtige Diskussionen – auch nicht selten hitzige!!

Ich kann mich gut daran erinnern, dass zumindest ein Einwurf immer kam: Wo bleibt die Evidenz dieser Maßnahmen, Herr Zöller!!!

Aus seiner Vergangenheit in der Bundeswehr resultierte auch eine Eigenschaft, die bei vielen an vorderster Front im Unternehmen nicht immer in ausreichendem Maße vorhanden ist: Führen zu können!! – also ein Leader zu sein! Ich habe dies immer als einen großen Vorteil empfunden, gerade auch als Arbeitgebervertreter im Verwaltungsrat, der dies aus der privatwirtschaftlichen Praxis kannte und schätzte.

Die Liste der Verdienste Herbert Rebschers ließe sich noch deutlich erweitern über die DAK-Gesundheit hinaus – vor allem hinsichtlich seiner publizistischen Arbeit und seiner vielen Vorträge. Auch hatte er einen großen Verdienst daran, dass über die Gründung der Deutsch-Schweizerischen Gesellschaft für Gesundheitspolitik (DSGG) ein Forum geschaffen wurde, in dem es zu wichtigen Diskussionen über das Gesundheitswesen kam – ein geschützter Raum für Anregungen und Gespräche außerhalb der Organisationen bzw. Unternehmen.

Schlussendlich ergibt sich daraus der Dank für alles, was er für die Kasse erreicht hat, er hat maßgeblich für die modernen Strukturen gesorgt und er hat allen eingeimpft: Organisatorische Maßnahmen finden heutzutage niemals ein Ende! Es muss immer und stets weiterentwickelt werden, damit es zu keiner Stagnation kommt. Das kann sich heute kein Unternehmen mehr erlauben. Wir werden es beherzigen, jeder an seiner Stelle in der DAK-Gesundheit.

« Und wo bleibt die Evidenz,
Herr Zöller! »